ÉTUDE CLINIQUE

SUR LE

CANCER LATENT

DE L'ESTOMAC

PAR

Ferdinand CHESNEL,

Docteur en medecine de la Faculté de Paris,
Ancien interne en médecine et en chirurgie des hôpitaux civils de Paris,
Médaille de bronze (internat) de l'Assistance publique.

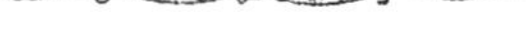

PARIS
V. A. DELAHAYE ET Cie, LIBRAIRES-ÉDITEURS
Place de l'École-de-Médecine.

1877

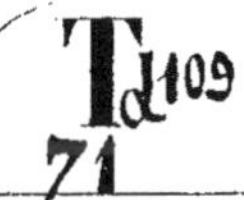

116

ÉTUDE CLINIQUE

SUR LE

CANCER LATENT

DE L'ESTOMAC

PAR

Ferdinand CHESNEL,

Docteur en médecine de la Faculté de Paris,
Ancien interne en médecine et en chirurgie des hôpitaux civils de Paris,
Médaille de bronze (internat) de l'Assistance publique.

PARIS
V. A. DELAHAYE ET Cie, LIBRAIRES-ÉDITEURS
Place de l'École-de-Médecine.

1877

ÉTUDE CLINIQUE

SUR LE

CANCER LATENT

DE L'ESTOMAC

ÉTUDE CLINIQUE

SUR LE

CANCER LATENT

DE L'ESTOMAC

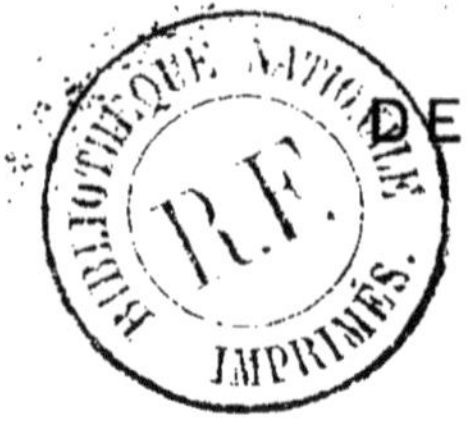

PAR

Ferdinand CHESNEL,

Docteur en médecine de la Faculté de Paris,
Ancien interne en médecine et en chirurgie des hôpitaux civils de Paris,
Médaille de bronze (internat) de l'Assistance publique.

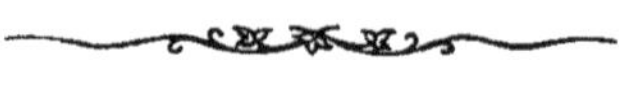

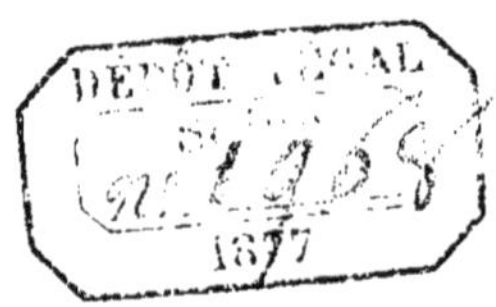

PARIS

V. A. DELAHAYE ET Cie, LIBRAIRES-EDITEURS

Place de l'École-de-Médecine.

1877

ÉTUDE CLINIQUE

SUR

LE CANCER LATENT

DE L'ESTOMAC

La pathologie médicale renferme peu de sujets aussi difficiles et aussi complexes que celui dont nous abordons l'étude. Le cancer latent de l'estomac a induit en erreur les cliniciens les plus éminents, tels que Cruveilhier, Barth, Andral et bien d'autres, dont nous reproduisons, dans ce travail, des observations très-curieuses à cet égard. Il se présente, en effet, sous des aspects si variés, si bizarres, si imprévus, il simule tellement bien des maladies si différentes, que, dans bien des cas, il est presque impossible de porter un diagnostic exact.

Le cancer latent de l'estomac s'observe fréquemment. Presque tous les médecins en ont vu des exemples; nous en avons trouvé un grand nombre dans les Bulletins de la Société anatomique, dans les journaux de médecine, dans les ouvrages spéciaux sur les maladies de l'estomac, dans les Cliniques de Trousseau, d'Andral, de Gueneau de Mussy, etc. Nous pensons même qu'il est encore plus commun qu'on ne pourrait le supposer, d'après le chiffre déjà si considérable des faits connus, parce que, dans bon nombre de cas, c'est par un pur hasard qu'on a découvert sa présence, et qu'il a dû bien souvent, pendant la vie comme à l'autopsie, passer inaperçu.

Il n'entre pas dans notre pensée de reproduire ici ni même de résumer tous les faits que nous avons trouvés épars dans les ouvrages que nous venons de citer ; il faudrait pour cela, non plus une thèse, mais un volume. Aussi, n'avons-nous pas la prétention d'embrasser ce vaste sujet dans son ensemble. Nous désirons seulement indiquer, d'après les observations les plus curieuses que nous ayons pu rencontrer, sous quelles formes anormales le cancer de l'estomac s'est présenté le plus souvent pendant la vie ; nous voulons donner un aperçu général de la question, heureux si cette étude, tout incomplète qu'elle est, peut inspirer, à quelqu'un de plus autorisé que nous, l'idée d'un travail d'ensemble, comprenant tous les faits connus, tant en France qu'à l'étranger et s'appuyant sur un certain nombre d'observations personnelles, prises de manière à combler les lacunes qui existent dans la plupart des observations publiées jusqu'à ce jour. C'est un point de la pathologie interne encore très-obscur, presque inexploré, et qui mérite qu'on l'étudie longuement.

L'idée de ce travail nous a été suggérée par l'observation de plusieurs faits recueillis pendant notre année d'internat dans le service de notre excellent et savant maître M. Laboulbène, faits dans lesquels le cancer était masqué par l'existence d'autres symptômes, dont la réunion nous faisait admettre une maladie absolument différente du cancer. Ainsi, dans un cas, il s'agissait d'un homme présentant tous les signes classiques de l'albuminurie brightique, et qui, à l'autopsie, nous offrait, non une lésion rénale, mais un cancer de l'estomac. Dans un autre cas, nous croyions à un cancer des reins, mais, à l'autopsie, l'estomac seul était cancéreux. Enfin, tout récemment, un malade vient à l'hôpital Saint-Louis pour des coliques qui semblent bien être des coliques hépatiques ; il a de la jaunisse les jours suivants, sort guéri au bout de quinze jours, et nous revient deux mois plus tard avec un carcinome stomacal des mieux caractérisés. Nous avons recherché alors, à l'occasion de ces faits si intéressants, s'il existait déjà un travail sur le cancer latent. Les ouvrages classiques ne le signalent que très-brièvement, et aucun ne présente un état complet de la question. Il y a bien encore quelques mémoires sur ce sujet, quelques thèses (entre autres, celle de M. Loiseaux, faite sous l'inspiration de M. Bucquoy et dans laquelle nous avons puisé quelques observations curieuses et d'utiles enseignements) (1). Mais, en somme, aucun de ces travaux n'est complet ; chacun étudie isolément quelques formes spéciales de la maladie. Pas un, du moins à notre connaissance, ne les a groupées dans une étude commune. C'est ce qui nous a donné l'idée d'esquisser cette étude à grands traits.

Pour bien faire saisir ce qui constitue l'objet principal de notre thèse, c'est-à-dire les différentes formes cliniques sous lesquelles peut se présenter le cancer latent de l'estomac, nous avons rangé, dans autant de chapitres que nous avons trouvé de ces formes cliniques, les observations les plus intéressantes à cet égard. Il nous a semblé que, de cette façon, le lecteur serait plus frappé par la diversité étonnante des symptômes qui peuvent traduire une seule et même affection, la dégénérescence cancéreuse de l'estomac.

(1) Thèse de Paris, 1875.

Dans ce groupement des cancers latents en plusieurs divisions, nous avons agi, sans doute, bien souvent d'une manière un peu arbitraire ; mais nous ne tenons pas outre mesure à ces divisions. C'est simplement un cadre qui nous a paru plus commode pour l'étude de notre sujet, et ce n'est pas une histoire clinique définitive du cancer latent que nous avons voulu tracer. Ce sont des documents, des jalons si l'on veut, que nous posons pour des études ultérieures, et nous n'avons nullement la prétention de faire ici un exposé didactique de la question.

Nous croyons utile de donner, en tête de ce travail, l'état actuel de la science relativement au cancer latent. Nous prenons les citations qui vont suivre dans les ouvrages classiques les plus récents, et qui font le plus autorité dans la matière.

Voici d'abord l'opinion de Trousseau. Aussi bien, est-elle d'un grand poids dans la question, et nous aurons à y revenir à la fin de notre thèse :

« Lorsque, dit Trousseau dans sa Clinique de l'Hôtel-Dieu, t. III, p. 95, lorsque vous êtes embarrassés sur la nature d'une maladie de l'estomac et que vous hésitez entre une gastrite chronique, un ulcère simple et un carcinome, une phlegmatia alba dolens, survenant à la jambe ou au bras, fera cesser votre indécision, et il vous sera permis de vous prononcer définitivement pour l'existence d'un cancer de l'estomac. Telle est pour moi, dit-il page 658, la valeur séméiotique de la phlegmatia dans la cachexie cancéreuse en général, que je fais de cette phlegmatia un signe aussi certain de la diathèse cancéreuse, que le sont, de cette même diathèse, les épanchements sanguinolents dans les cavités séreuses. »

« Dans beaucoup de cas de cancer de l'estomac, disait Béhier dans une de ses dernières cliniques (V. *Union mé-*

dicale, numéro du 6 janvier 1874), ce n'est qu'avec les ulcérations de la masse cancéreuse que paraissent les premiers symptômes. Ceux qui indiquent une notable altération des fonctions, comme la douleur, le vomissement, l'hémorrhagie, ne se manifestent que vers le milieu de la maladie. Enfin, tous ces signes peuvent manquer complètement, et tous peuvent se rencontrer dans quelque autre affection. »

Enfin, Jaccoud s'exprime ainsi dans son Traité de pathologie interne, article Cancer de l'estomac :

« Il convient, avant tout, d'éliminer un certain nombre de cas, dans lesquels la lésion est ignorée jusqu'à l'autopsie, par la raison qu'elle ne produit absolument aucun symptôme. C'est le cancer infiltré de la paroi, sans altération du cardia ni du pylore, qui présente parfois ce caractère latent, surtout quand il est secondaire.

« Dans un autre groupe de cas déjà moins rares, la maladie ne permet qu'un diagnostic probable et par exclusion. Il n'y a ni dyspepsie, ni vomissement, ni tumeur. Mais, chez un individu qui a dépassé l'âge adulte, on voit survenir une émaciation continue et un état cachectique que ne peut expliquer aucune altération organique appréciable. L'expérience a appris que, dans cette situation, les probabilités sont en faveur d'un cancer stomacal, qui, en raison de son siége et de sa situation topographique, reste sans effets locaux et ne détermine que la cachexie propre de cette diathèse. »

Nous pourrions multiplier ces citations, donner des extraits des ouvrages de Valleix, de Grisolle, de Niemeyer, etc. Mais ce que nous venons de dire suffit pour faire connaître l'état actuel de la question. Les auteurs admettent tous (ce qu'on savait d'ailleurs depuis longtemps) que le cancer peut rester latent, ou bien ne se traduire que par un peu de dyspepsie, par une cachexie qu'on ne sait comment expliquer, etc. Mais, ce qu'aucun ne dit, c'est que le cancer latent de l'estomac peut produire de l'ascite comme une cirrhose, de l'anasarque comme une maladie de Bright; qu'il peut simuler parfaitement une tuberculose ou une bronchite chronique, une maladie de cœur ou une affection du foie, etc. Voilà les points sur lesquels nous voulons spécialement insister, parce que nous n'en avons trouvé l'indication nulle part.

Nous devons, en terminant, adresser des remercîments à notre excellent ami et savant collègue Rendu, pour l'obligeance avec laquelle il a bien voulu nous communiquer cinq observations inédites du plus haut intérêt.

DIVISION DU SUJET

Nous prendrons, pour point de départ de notre travail, l'histoire du cancer de l'estomac telle qu'elle est tracée dans les ouvrages classiques, et spécialement dans l'excellent Traité des maladies de l'estomac par Brinton. Nous supposons donc parfaitement connu le chapitre des formes habituelles, classiques, nous pourrions dire normales, du cancer de l'estomac; nous allons rapporter ou résumer un certain nombre d'observations, qui pourront un jour servir de matériaux pour la rédaction d'un chapitre complémentaire, celui des formes anormales de cette maladie.

Nous diviserons notre thèse en trois parties :

Dans la première, nous donnerons les observations les plus curieuses de carcinome latent, en les groupant en dix chapitres, suivant les formes cliniques auxquelles on peut les rattacher.

Dans une seconde partie, nous chercherons pourquoi le

cancer de l'estomac reste latent dans certains cas : ce sera une étude d'étiologie et de pathogénie.

Enfin, dans la troisième partie, qui servira, en quelque sorte, de conclusion à notre travail, nous verrons si l'on peut tirer, des observations citées précédemment, quelques déductions pratiques pour le diagnostic du cancer latent.

Ainsi, symptomatologie, étiologie, diagnostic, telles sont les trois faces de la question que nous étudierons successivement.

PREMIÈRE PARTIE

Description des formes cliniques du cancer latent de l'estomac.

Cette première partie, nous l'avons dit, comprend dix chapitres créés uniquement pour la facilité de la description. A vrai dire, nous aurions pu n'en admettre que trois. Dans le premier, nous aurions décrit le cancer absolument latent; dans le second, nous aurions groupé les faits dans lesquels le carcinome stomacal s'est manifesté par des troubles digestifs plus ou moins accusés; enfin un troisième chapitre aurait englobé les faits beaucoup plus nombreux où il n'a déterminé que de la cachexie, quelle que soit la forme qu'ait revêtue la cachexie. Mais le premier groupe de faits était trop restreint, puisque nous n'avons pu rencontrer que six exemples de cancer absolument latent; le troisième beaucoup trop vaste, puisqu'il aurait compris les trois quarts des observations que nous avons amassées, de de sorte qu'il aurait fallu le subdiviser en groupes secondaires au grand détriment, croyons-nous, de la clarté et de la méthode que nous nous sommes efforcé d'apporter dans un sujet déjà assez obscur par lui-même. De sorte que, malgré le nombre peut-être exagéré des divisions que nous avons admises, nous préférons pour l'étude cette exagération à l'exagération inverse, parce que le but principal de notre thèse est précisément de montrer la variété étonnante des aspects cliniques sous lesquels peut se présenter le cancer stomacal.

En allant du simple au composé, nous commencerons par les cas dans lesquels le cancer n'a donné lieu à aucun symptôme. Nous continuerons par ceux dans lesquels il détermine seulement des accidents gastriques. Enfin, nous terminerons par les observations dans lesquelles il a pris la forme de maladies toutes différentes, telles que la maladie de Brigth (forme d'anasarque), la tuberculose ou la bronchite, (forme thoracique), la cirrhose (forme d'ascite); une maladie de cœur (forme cardiaque), ou simplement (forme cachectique) une cachexie que l'on aurait aussi bien pu rattacher à une diathèse ou à une maladie débilitante quelconque.

Un neuvième chapitre sera consacré aux faits dans lesquels le cancer de l'estomac est resté latent, chez des sujets affectés de cancers multiples dans d'autres organe s enfin, un dixième et dernier chapitre comprendra trois observations de cancers latents tellement insolites, que nous n'avons pu les faire rentrer dans aucun des chapitres précédents.

Nous devons au début, et une fois pour toutes, faire nos plus expresses réserves sur la nature véritable des altérations, que les auteurs cités par nous donnent comme étant des cancers de l'estomac. A part quelques observations où l'examen microscopique a été fait avec soin, la plupart des observations que nous reproduisons ne contiennent qu'une description très-sommaire des lésions anatomiques. Il est hors de doute que l'on a dû prendre souvent pour du cancer de l'estomac, soit des ulcères simples, soit ce que Brinton appelle la linitis plastique de l'estomac, soit enfin des myomes. Cette erreur est d'autant plus facile à commettre que, suivant Brinton, l'examen microscopique lui-même ne permet pas, dans certains cas, de décider si l'on a devant soi un ulcère ou un cancer; à plus forte raison l'examen à l'œil nu ne peut-il, bien plus souvent encore, trancher la question. En général les auteurs disent qu'il y a un squirrhe, quand le tissu crie sous le scalpel ; mais la linitis et même les bords de certains ulcères simples crient également sous le scapel. Nous avons dû accepter les observations telles qu'on nous les donnait, sans nous dissimuler qu'un certain nombre d'entre elles étaient sujettes à contestation.

Nous avons reproduit, dans le chapitre relatif aux vomissements incoërcibles, l'observation d'une tumeur de l'estomac qui, à l'autopsie, se trouva être, non un cancer, mais une hypertrophie simple des tuniques de l'estomac. C'est que si cette hypertrophie commence à être connue comme lésion anatomique, on ignore à peu près complètement ses symptômes propres. Dans le fait que nous avons reproduit, ces symptômes étaient absolument les mêmes que ceux du cancer, décrits dans les deux observations précédentes. Aussi avons-nous pensé que nous pouvions, provisoirement au moins, le ranger dans la catégorie des tumeurs de l'estomac, qui peuvent déterminer la mort, ne fût-ce que par action mécanique.

CHAPITRE PREMIER.

FORME LATENTE.

La forme absolument latente est extrêmement rare. C'est à grand'peine que nous avons pu en réunir six observations; et encore, à vrai dire, aucune d'elles n'est assez complète pour être à l'abri de toute contestation. La première et la troisième pourraient à la rigueur être acceptées comme des exemples assez concluants; mais les quatre autres sont rédigées d'une façon trop concise; elles ne mentionnent pas explicitement si on a recherché jusqu'aux mondres symptômes du cancer de l'estomac. Cependant nous avons cru devoir les reproduire, parce que les noms de leurs auteurs, MM. Laborie, Fauvel, Max Vernois et Ribes, nous paraissent être un sûr garant que l'examen clinique a été fait avec soin (1). Nous pensons donc qu'on doit admettre comme vraies les affirmations de ces auteurs, à savoir qu'il n'y avait absolument aucun symptôme.

Observation I.

(Société anatomique, 1854, t. IV, 2e série, p. 19).

M. Perrin présente l'estomac d'un ancien militaire mort d'une apoplexie foudroyante, à l'infirmerie des Invalides. Cet homme jouissait d'une assez bonne santé. Il avait seulement de la diarrhée depuis longtemps. A l'autopsie on trouve une tumeur occupant la région épigastrique, plaquée sur la face extérieure de l'estomac et la face supérieure du côlon transverse, adhérente à ces deux organes, du volume d'un gros œuf. On ouvrit l'estomac et on trouva un champignon anfractueux, inégal, de nature encéphaloïde, gros comme une noix. Ce champignon siégeait sur la grande courbure, à quelques centimètres du pylore, et occupait toutes les tuniques de l'estomac. Le pylore était à peu près libre à un bon travers de doigt de la tumeur. Le cancer se propageait jusqu'au côlon transverse dont il avait perforé la paroi en plusieurs points, en pénétrant dans sa cavité.

Il est assez curieux (ajoute M. Perrin) qu'une tumeur semblable n'ait pas donné lieu à des symptômes graves, qui auraient porté le malade à réclamer les secours de la médecine. C'est accidentellement qu'on a constaté son existence.

(1) A moins cependant que les malades n'aient été amenés trop tard pour qu'on ait pu les examiner suffisamment.

Observation II.

(Communiquée à la Société de chirurgie, dans sa séance du 3 août 1852, par M. Laborie, médecin du Vésinet).

Un convalescent, de rhumatisme articulaire, était sur le point de quitter l'asile de Vincennes, quand il eut tout à coup une hématémèse et mourut. A l'autopsie on trouva un cancer situé sur la petite courbure de l'estomac, lequel était plein de sang. Le foie présentait plusieurs petites tumeurs de nature cancéreuse.

En supposant même que le malade eût été un peu pâle et anémié, on devait mettre tout naturellement cette anémie sur le compte du rhumatisme, de sorte que, dans le cas actuel, le cancer latent pouvait facilement passer inaperçu, si d'ailleurs, comme tout nous porte à l'admettre, il n'y avait pas de dyspepsie.

Observation III.

Sous le titre d'ulcère sarcomateux perforant de l'estomac sans aucun symptôme, la *France médicale* publie, dans son numéro du 2 octobre 1875, la traduction d'une observation insérée dans le *Medical Record* de New-York par le Dr Loomis (no du 7 août).

Il s'agit d'un homme de 46 ans, sobre et capable de se livrer, sans fatigue, à des travaux très-pénibles. Loomis le connaissait depuis longtemps, l'avait soigné plusieurs fois pour un catarrhe bronchique et pour une angine glanduleuse. De plus, ce malade était l'ami intime, depuis quatre ans, d'un médecin très-intelligent qui demeurait dans la même maison que lui. Ni ce médecin, ni Loomis, ni personne de sa famille ne s'étaient jamais aperçus d'aucun trouble du côté de l'estomac chez ce malade, et lui-même ne s'en était jamais plaint, quand le 22 mai, au matin, il ressentit une violente douleur à la partie supérieure de l'abdomen; mais cela ne l'empêcha pas de se livrer à ses occupations ordinaires. Ces douleurs ressemblaient à des coliques.

A six heures du soir, nouvelle crise. Cette fois, il localisa la douleur dans le côté gauche de l'abdomen. La douleur fut très-vive toute la nuit, et, le lendemain, la péritonite s'accusa franchement. Mort la nuit suivante.

A l'autopsie, six heures après la mort, on trouva des adhérences entre le foie et la paroi abdominale ; puis des adhérences récentes entre l'estomac et les organes voisins. Fausses membranes sur le péritoine, et un peu de sérosité trouble dans les culs-de-sac. Sur la partie antérieure de l'estomac, près de la petite courbure, ulcération du diamètre d'une pièce de 10 centimes, comme faite à l'emporte-pièce. Muqueuse stomacale épaissie, congestionnée, rouge foncée. Bords de l'ulcération élevés ; on y trouve les éléments du sarcôme. Orifice pylorique distendu. Foie et reins normaux.

Nous devons faire remarquer que l'ulcère décrit dans la relation de l'autopsie ressemble beaucoup plus à un ulcère simple qu'à un ulcère cancéreux.

Observation IV.

(Société anatomique, t. IX).

M. Vernois présente un cancer gélatiniforme du pylore, trouvé par hasard sur un sujet mort de ramollissement cérébral. Ce cancer n'avait donné lieu à *aucun signe* pendant la vie.

Observation V.

(Société anatomique, t. IX).

M. Ribes fils présente un cancer de l'estomac recueilli sur un sujet de 55 à 60 ans, et chez lequel on ne constatait d'autre symptôme qu'un refus d'alimentation qui commença un mois avant sa mort. Le malade, qui était d'ailleurs très-apathique, n'avait jamais vomi, ne présentait aucune tumeur à l'épigastre.

A l'autopsie, induration qui s'étendait sur toute la longueur de la petite courbure et qui avait envahi les deux orifices, qu'on trouva rétrécis et indurés.

Observation VI.

(Société anatomique, t. XIII, p. 66).

M. Fauvel présente plusieurs pièces appartenant au même individu : un calcul dans la vésicule biliaire; des abcès disséminés du foie ressemblant à des abcès métastatiques, et surtout une tumeur cancéreuse siégeant sur la petite courbure, ronde, pédiculée; son sommet aplati offre une surface d'un pouce et demi environ, couverts en tous sens de granulations assez saillantes, rouges et non ulcérées. Cette affection n'avait donné lieu, pendant la vie, à *aucun symptôme*.

La découverte du cancer, dans les observations qui précèdent, a été une surprise d'amphithéâtre. Il serait donc possible que les observations de ce genre fussent beaucoup plus nombreuses si on avait toujours le soin d'ouvrir l'estomac de tous les sujets, quelle que soit la maladie à laquelle ils ont succombé. Notons encore que de ces six malades, quatre furent pris brusquement, dans le cours de l'évolution de leur cancer; deux succombèrent à une affection intercurrente (hémorrhagie cérébrale et ramollissement); deux à une complication foudroyante (hématémèse et péritonite); enfin la cause de la mort des deux derniers n'est pas indiquée. Il est probable que si le cancer eût pu suivre son cours, il eût déterminé tôt ou tard ses symptômes habituels, ou du moins quelques-uns des symptômes que nous signalerons plus loin comme très-communs dans le cancer latent. Pourtant, sur ces six cancers, trois étaient d'assez vieille date, puisque deux étaient arrivés à la période d'ulcération, et que le troisième avait envahi le côlon transverse.

CHAPITRE II.

FORME DYSPEPTIQUE..

Les troubles digestifs qui accusent la présence du cancer latent sont peu nombreux, et surtout d'une grande bénignité apparente. Le plus habituel est l'anorexie ; puis vient la douleur, ordinairement modérée, et enfin quelques vomissements alimentaires ou glaireux. Nous reviendrons sur ces symptômes dans la troisième partie, en faisant une statistique générale, à ce point de vue, de toutes nos observations.

Nous avons placé dans ce chapitre les faits dans lesquels la dyspepsie a été le symptôme prédominant; mais nous retrouverons la dyspepsie dans beaucoup d'autres observations, associée à des degrés variables, aux différentes formes de cachexie que nous décrirons. Nous reviendrons longuement, dans notre troisième partie, sur l'importance extrême de ces troubles digestifs pour le diagnostic du cancer latent. Disons simplement ici que Gueneau de Mussy divise la marche du cancer de l'estomac en deux périodes: période dyspeptique, période cachectique.

Observation VII.

Nous trouvons, dans la thèse déjà citée de M. Loiseaux, l'observation très-curieuse qui va suivre, communiquée par M. Bucquoy :

Dans le courant du mois de juin 1873, un député d'un de nos départements du Nord vint consulter M. Bucquoy pour une lassitude extrême. Il se plaignait de l'estomac qui était parfois le siége de douleurs; il avait de l'anorexie et une assez forte constipation. Pas de vomissements. La cause de tous ces accidents était pour lui le séjour forcé à l'Assemblée. Les longues séances dans une atmosphère confinée lui étaient particulièrement pénibles, à lui habitué à vivre à la campagne où il avait des occupations très-actives. C'était un homme d'une cinquantaine d'année. A part des douleurs d'estomac dont il souffrait depuis vingt ans, sa santé avait toujours été bonne. Il ne s'inquiétait nullement de ce qu'il éprouvait alors. Ces doueurs et ces troubles dyspeptiques lui étaient assez habituels. Il craignait seulement de ne pouvoir attendre les vacances de l'Assemblée.

M. Bucquoy explore avec soin la région épigastrique, mais sans aucun résultat. M. Gendrin, qui vit alors le malade, porta ce diagnostic : cancer de l'estomac avec pronostic rapidement fatal.

M. Bucquoy apprit bientôt la mort de son malade, qui eut lieu dans le commencement du mois d'août (deux mois après le début apparent de la maladie) par suite d'hématémèses extrêmement répétées survenues dans les derniers jours de la vie. Le médecin, qui le soignait chez lui, n'a soupçonné qu'au dernier moment la nature de la maladie.

Ainsi ce malade ne présentait que trois symptômes : l'anorexie, les douleurs passagères, et l'anéantissement des forces. Tous ces symptômes pouvaient très-bien s'expliquer par les conditions toutes nouvelles dans lesquelles se trouvait le malade ; d'ailleurs sa dyspepsie durait depuis vingt ans, et il n'existait en définitive comme phénomène nouveau que cette lassitude générale, que le malade attribuait à la fatigue résultant des longues séances de l'Assemblée. Nous reviendrons sur l'importance de ce symptôme, l'*anéantissement des forces*, et sur un autre que nous nous contentons de signaler pour le moment, la *constipation*.

Mais nous avons cru devoir ranger cette observation dans le chapitre des formes dyspeptiques, parce que le point le plus intéressant à nos yeux, c'est cette dyspepsie qui date de vingt ans, et qui tout à coup devient le symptôme d'un cancer de l'estomac.

Dans l'exemple que nous venons de cìter, les douleurs sont légères. Dans le fait suivant, elle deviennent très-vives et constituent le seul symptôme du cancer jusqu'à la perforation.

Observation VIII.

(Publiée dans la Gazette médicale de Paris, année 1836, p. 793, par M. Lombard, de Genève).

Un homme, âgé de 44 ans, de taille élevée, de constitution robuste, et remarquablement bien musclé, avait fait plusieurs séjours à l'hôpital, tantôt dans des salles de médecine pour des crampes d'estomac qui revenaient très-fréquemment et acquéraient, par moments, un haut degré d'intensité ; tantôt dans les salles de chirurgie pour des ulcères variqueux aux deux jambes. Ce qu'il y avait de remarquable chez cet homme, c'est que les crampes d'estomac reparaissaient dès que les plaies des jambes commençaient à se sécher et à guérir. Aussi fut-il plus d'une fois forcé, par l'intensité des douleurs de l'estomac, de sortir des salles de chirurgie, pour faire rouvrir par la marche, les plaies des jambes. Ce moyen lui réussissait presque toujours. Il y avait huit jours que cet homme était guéri de ses ulcères variqueux quand, le 12 février, à cinq heures du soir, étant occupé à scier du bois, il fut saisi d'une douleur très-aiguë dans l'abdomen, put cependant venir à pied à l'hôpital, où on constata les signes d'une péritonite. Il mourut vingt-deux heures après l'accident.

A l'autopsie, on trouve une poche communiquant d'une part avec l'estomac par une ouverture ancienne et, d'autre part, avec le péritoine par une perforation récente, et contenant des matières alimentaires ; dans le péritoine, exsudat séro-purulent, contenant quelques fausses membranes. L'estomac est ulcéré en trois points : deux de ces ulcérations sont superficielles et n'intéressent que la muqueuse ; une troisième est profonde, située à un pouce du pylore ; elle présente quinze à dix-huit lignes de diamètre ; ses bords sont épais et formés par un tissu lardacé blanchâtre qui crie sous le scalpel.

Le centre de l'ulcération présente une perforation de six ou sept lignes de diamètre, à bords épais, grisâtres, taillés à pic, évidemment de date très-ancienne.

Nous trouvons encore des crises douloureuses très-pénibles dans l'observation malheureusement fort incomplète qui va suivre :

Observation IX.

(Tome XVII, de la Société anatomique).

M. Dupertuis de Champigny présente un cancer colloïde de l'estomac. recueilli sur un homme qui n'a présenté pendant longtemps que des douleurs intermittentes, par crises très-pénibles. Ces douleurs se calmaient au début par l'ingestion des aliments. Jamais d'éructations, de nausées, de vomissements.

A la fin de la maladie, le toucher, un peu douloureux, permet de constater l'engorgement de la grosse extrémité de l'estomac. Plus tard, ascite qui nécessite plusieurs ponctions et œdème considérable des membres inférieurs. Mort dans le marasme après deux ans de maladie.

Autopsie. Cancer colloïde en nappe, cancer de l'épiploon, du foie et du duodénum. La cavité de l'estomac est considérablement retrécie, arrondie, et contiendrait à peine le poing d'un adulte.

Cette observation est curieuse non-seulement par l'existence, pendant longtemps, d'un symptôme unique, les douleurs intermittentes, mais encore par l'ascite survenue dans les derniers temps. Enfin c'est un exemple intéressant de cancer colloïde.

L'observation suivante est encore plus intéressante, bien qu'incomplète aussi, mais cette fois pour une raison péremptoire : c'est que le malade vit encore au moment où nous écrivons. Cependant les débuts de sa maladie sont si bizarres, que nous croyons utile de les décrire avec quelques détails :

Observation X (Personnelle).

Joseph Lamure, âgé de 44 ans, menuisier, entré à l'hôpital Saint-Louis, salle Saint-Louis, nº 65, le 25 juillet 1876.

Pas d'antécédents héréditaires au point de vue du cancer. Il a toujours été bien portant; il prenait tous les matins un petit verre d'eau-de-vie blanche, tous les soirs un petit verre d'absinthe, et cela depuis une vingtaine d'années. Son appétit était néanmoins très-bon, et il n'éprouvait jamais de pesanteur d'estomac.

Il y a six mois, novembre 1875, il ressent pour la première fois une sorte de constriction à l'épigastre; il a de la pesanteur d'estomac après ses repas, et vomit quelquefois ses aliments. Pendant trois semaines de suite, il vomit seulement son repas de trois heures, mais garde ceux du matin et du soir. L'appétit diminue, et il maigrit de dix livres.

Un pharmacien le purge à plusieurs reprises avec de l'eau-de-vie allemande, puis lui fait prendre de l'eau de Vichy. Il suit ce traitement pendant deux mois, décembre et janvier, et se rétablit complètement.

Santé excellente jusqu'au 15 juillet. Ce jour-là il est pris brusquement de syncope, à neuf heures du matin, et tombe sur son établi. On l'apporte à Saint-Louis, et on l'admet d'urgence, en raison de son extrême pâleur et de la gravité de son état. Il accuse une vive douleur au creux de l'estomac, douleur de tension qui, d'après lui, aurait causé la syncope, par son extrême violence. On songe de suite à une ulcération stomacale avec hémorrhagie; mais on ne trouve pas de point douloureux bien limité; toute la région épigastrique est sensible comme si la douleur eût siége dans les parois abdominales. De plus, il ne rend pas de sang ni par le vomissement, ni par les selles. On fait alors un traitement palliatif : injections de morphine, régime lacté, lavement purgatif.

Il se rétablit lentement, mais souffre toujours au creux de l'estomac. On applique un visicatoire morphiné qui le soulage un peu. Mais voilà que huit jours après son entrée, on s'aperçoit que ses conjonctives deviennent jaunes; puis l'ictère se généralise, devient très-intense. Nous nous demandons alors si la gastralgie n'aurait pas été tout simplement une colique hépatique. La douleur persiste, mais elle change maintenant de côté; tantôt elle est plus forte à droite, tantôt plus vive à gauche de la ceinture. Enfin, elle se localise au côté gauche, près du rebord costal, et c'est là que nous l'attaquons de nouveau par des vésicatoires morphinés.

Le malade resta trois semaines à l'hôpital, puis fut envoyé à Vincennes; l'appétit était revenu et les douleurs épigastriques avaient cessé.

Il nous revient le 31 octobre 1876. Il nous raconte qu'en rentrant chez lui, après un séjour de deux semaines à Vincennes, il voulut travailler, mais la faiblesse était telle qu'il dut cesser au bout de huit jours. L'appétit diminua, les douleurs d'estomac revinrent. Mais il n'a plus vomi.

Actuellement il présente tous les signes (sauf l'hematémèse) du cancer stomacal. On sent un empâtement sur le côté gauche de l'épigastre. Les douleurs gastriques sont ordinairement très-faibles. C'est plutôt de la pesanteur d'estomac qui dure trois à quatre heures après les repas. Mais il a, par moments, des crises douloureuses avec vomissements alimentaires ou glaireux. Enfin, il a la teinte jaune-paille très-marquée, un état cachectique très-avancé, une faiblesse extrême, de l'œdème des membres inférieurs et de la constipation.

Le diagnostic n'est donc plus douteux. Au début, on aurait pu croire à une gastrite alcoolique; plus tard, quand il est venu une première fois dans le service, on pouvait hésiter entre une ulcération stomacale avec hémorrhagie et une colique hépatique avec douleur assez vive pour entraîner la syncope. Le siége de la douleur au creux épigastrique nous faisait pencher vers l'idée d'une affection stomacale, mais nous ne trouvions pas de sang dans les selles et il n'y avait pas de vomissement sanguin. Plus tard, l'ictère nous fit croire à une colique hépatique simple, à forme gastralgique; mais les derniers symptômes observés chez ce malade ne laissent plus aucun doute sur l'existence du cancer de l'estomac. Y aurait-il aussi cancer du foie?

Nous ne le pensons pas, car cet organe est petit et sans aucune irrégularité appréciable. Peut-être la colique hépatique est-elle une maladie distincte et sans aucun rapport avec l'affection stomacale.

L'autopsie seule pourra éclaircir ce point obscur de la maladie, savoir la cause de l'ictère et de la gastralgie (ou de la colique hépatique véritable) que le malade a présentés au mois de juillet.

Nous venons de voir la dyspepsie se traduire par de l'anorexie, de la pesanteur d'estomac après les repas, et des gastralgies passagères. Dans l'observation suivante, il n'existe plus que de l'anorexie, du dégoût pour les aliments.

Observation XI.

(Clinique d'Andral, t. V. p. 57).

Homme de 72 ans, qui depuis quatre ans avait un dégoût complet pour toute espèce d'aliments, mais ne vomissait jamais. Dans les derniers temps, teinte jaune-paille très-prononcée, maigreur extrême. Mort par affaiblissement graduel.

Autopsie. — A deux travers de doigts du pylore, ulcère arrondi dont les bords étaient formés par la muqueuse et le fond par la tunique celluleuse considérablement épaissie, criant sous le scalpel, squirrheuse. En deux ou trois points du fond de l'ulcère, on voyait le pancréas à nu, uni à l'estomac par des brides celluleuses. Pylore sain et libre.

Nous retrouverons dans d'autres observations, les symptômes gastriques qui précèdent, ainsi que d'autres moins importants, tels que les vomissements glaireux, les renvois acides ou nidoreux, etc. Nous donnons pour terminer ce chapitre, et à titre de curiosité, une observation insérée par Heyfelder dans le rapport sanitaire de la principauté de Sigmarengen pour l'année 1837, et reproduite par la Gazette médicale de Paris, en 1838.

Observation XII.

Une femme de 40 ans, de parents sains, et mère de plusieurs enfants, tomba, après une fièvre nerveuse, dans un état de démence. Elle devint extrêmement maigre, souffrait de boulimie, d'une soif ardente, et détruisait tout ce qui lui tombait sous la main. De temps en temps, elle avait des accès de nymphomanie avec une grande propension pour le tabac et les liqueurs. La digestion paraissait facile et les selles régulières. Jamais elle ne vomissait ses aliments. La faim était vorace, au point qu'un jour, ayant bien dîné, elle prit un jeune chat, lui arracha la peau et le mangea avec les intestins. Depuis ce moment, elle boit même sa propre urine. Un jour, après avoir été plus tumultueuse qu'à l'ordinaire et avoir avalé son souper, elle fut trouvée morte une demi-heure plus tard.

A l'autopsie, cerveau très-congestionné avec épanchement séreux dans les ventricules.

L'estomac épaissi, présente sur sa grande courbure un trou de la grandeur d'une pièce de 1 franc, avec bords lisses. A cet endroit, l'estomac est adhérent au pancréas qui est à l'état squirrheux, ce qui a empêché les matières de s'épancher dans le bas-ventre. Plusieurs ganglions mésentériques étaient squirrheux. Tous les autres organes étaient sains.

N'est-il pas fort étonnant qu'un cancer aussi avancé dans son évolution, puisqu'il avait perforé l'estomac, ait déterminé, non de l'anorexie, mais une polyphagie et une polydypsie insatiables, que l'état de démence seul peut, sinon expliquer, du moins rendre un peu moins invraisemblables.

CHAPITRE III.

VOMISSEMENTS INCOERCIBLES DE LA GROSSESSE.

Cette forme de cancer latent se rapproche beaucoup de la forme dyspeptique simple telle que nous l'avons trouvée surtout dans l'observation VII. Il s'agissait là, on s'en souvient, d'une vieille dyspepsie que le cancer n'avait fait que prolonger et aggraver ; ici nous allons voir le cancer survenir chez des femmes enceintes, par conséquent très-prédisposées, dans les premiers mois de leur grossesse, aux vomissements alimentaires et glaireux. Le cancer entretient ces vomissements au delà de leur terme habituel ; il les rend incoërcibles. Dans les deux cas, c'est une exagération simple de deux phénomènes dyspeptiques pouvant survenir et survenant ordinairement d'une façon absolument indépendante du cancer, et c'est ce qui rend si difficile, dans les faits de ce genre, le diagnostic du néoplasme.

OBSERVATION XIII.

(Société anatomique, 1868).

Une femme de 27 ans, enceinte de six mois, entre dans le service de M. Gallard à Lariboisière, pour des vomissements incoërcibles. Cette femme, qui avait déjà eu deux grossesses normales et normalement terminées, étant devenue enceinte pour la troisième fois, vit sa santé s'altérer vers le troisième mois. L'appétit devint bizarre; les digestions s'accompagnèrent de nausées et quelquefois de vomissements alimentaires; puis ceux-ci devinrent plus fréquents et plus pénibles. Dès lors, la santé générale fut profondément atteinte et les divers traitements n'amenèrent aucune amélioration. M. Tarnier, ayant vu la malade, n'avait pas été d'avis qu'on pratiquât l'avortement, espérant une cessation prochaine des vomissements. La malade maigrit de plus en plus, perdit ses forces et avorta spontanément le 27 janvier. Le fœtus était mort. La mère succomba trois heures après. A l'autopsie, on fut tout étonné de trouver un cancer squirrheux du foie qui s'était propagé jusqu'au pylore. La malade n'avait pas une teinte cancéreuse appréciable. Les vomissements se sont ainsi expliqués.

Dans la discussion qui suivit la lecture de cette observation, M. Guéniot rappela d'abord l'observation de M. Depaul, que nous résumons plus loin, et dit que les faits de ce genre sont très-rares. Puis à une question de M. Desprès, qui demandait si les vomissements incoërcibles ne pouvaient pas se montrer dans les cas de grossesse compliqués de cancer du col, M. Guéniot répondit qu'un grand nombre d'états morbides peuvent engendrer ces vomissements; que les affections du col réveillent certainement des états réflexes qui parfois se traduisent par des vomissements; ainsi agissent quelquefois les corps fibreux, les ulcérations du col, les kystes de l'ovaire, etc.

On comprend aisément combien le diagnostic du cancer stomacal est difficile dans les cas de ce genre, en l'absence des symptômes pathognomoniques. L'œdème des membres (que nous verrons être un des meilleurs éléments de diagnostic du cancer latent) peut s'expliquer ici non-seulement par la compression de la veine cave par l'utérus gravide, ou par un kyste de l'ovaire, un corps fibreux compliquant la grossesse, mais encore par cette cachexie séreuse, que Stoltz a signalée chez les femmes enceintes et les nouvelles accouchées, et qui d'après lui serait assez commune.

Observation XIV.

M. Depaul, dans un ouvrage intitulé : De l'oblitération complète du col de l'utérus chez la femme enceinte, publie une observation de cancer de l'estomac donnant lieu, chez une femme enceinte, à des vomissements incoërcibles. Voici le résumé de cette observation :

Julie K..., âgée de 26 ans, eut, après une première fausse couche, un enfant à terme et, pendant cette grossesse, elle n'eut pas de vomissements. Elle allaite cet enfant jusqu'à dix mois et cesse à cause de la fatigue que cet allaitement lui causait. Elle se rétablit très bien cependant jusqu'à la fin de 1854, six ans après cet accouchement. Elle commença alors à vomir tous les deux jours, et peu de temps après les repas, une petite quantité des aliments qu'elle prenait. Elle devint enceinte à la fin de mars, et à partir de cette époque, les vomissements devinrent plus fréquents et plus abondants. Ils se renouvelaient deux ou trois fois par jour et exhalaient une odeur acide très-prononcée. Sous leur influence, la malade s'amaigrit et vint à l'hôpital ; l'eau de Vichy fit cesser les vomissements pendant quelques jours, mais ils ne tardèrent pas à se reproduire. Trousseau, dans le service duquel se trouvait la malade, employa sans succès divers moyens, et enfin se décida à consulter ses collègues, Legroux, Piedagnel, Heurteloup et Depaul, sur l'opportunité de faire l'accouchement prématuré. Aucun de ces médecins ne fit opposition, pensant avoir affaire à des vomissements incoërcibles. L'apparition d'attaques éclamptiques détermina tout à fait M. Depaul, et il se préparait à intervenir, quand il reconnut l'oblitération de l'orifice interne du col. Il lui fallut débrider le col, et la femme accoucha d'un enfant vivant. Mais après l'accouchement, les attaques continuèrent et la malade mourut. A l'autopsie, on reconnut un cancer du pylore qu'on n'avait pas soupçonné pendant la vie.

Observation XV.

(Publiée par M. Féréol, dans les Annales de gynécologie pour 1874, page 175).

Marie M..., 33 ans, entrée à l'hôpital Saint-Antoine, salle Sainte-Thérèse n° 17, le 26 décembre 1874. Elle a toujours été d'une santé délicate, très-nerveuse, habituellement constipée. Il y a quatre ans, à la suite d'une constipation très-prolongée, elle fut prise de vomissements de matières filantes, glaireuses, qui revenaient habituellement le matin, au saut du lit, rarement dans la journée. Elle nie toute habitude alcoolique ; cet état dure depuis deux ans, sans l'empêcher de faire son service d'infirmière à la Maternité et sans amener de dépérissement notable.

Au commencement du siége de 1870, les vomissements reparurent, semblables à ceux qu'elle avait eus auparavant. Pas de souffrances, si ce n'est un peu de pesanteur d'estomac après les repas, mais point d'aigreurs ni de renvois.

Vers la fin de septembre 1871, les règles manquèrent; les vomissements devinrent plus fréquents et elle commença à vomir ses aliments. Les signes d'une grossesse s'accentuèrent dans les mois suivants, et aussi les troubles gastriques. Vers la mi-novembre, ils se compliquèrent de violentes coliques avec diarrhée. Les forces allèrent en diminuant en même temps que les douleurs abdominales la forcèrent de s'aliter, et c'est ce qui l'obligea à entrer à l'hôpital, le 6 décembre 1871.

A cette époque, on constate chez elle une pâleur très-marquée, un peu de gonflement scorbutique des gencives. Elle accuse une douleur continuelle au creux de l'estomac, avec exacerbations dilacérantes remontant un peu dans la direction de l'œsophage, et augmentant à la pression. L'abdomen est modérément distendu, on perçoit nettement le ballottement, mais la palpation la plus attentive ne révèle aucune tumeur appreciable à l'épigastre. Les vomissements ont lieu surtout le matin, et sont glaireux. Rien au cœur, aux poumons, ni au foie. Urines normales; pouls petit et fréquent, peau chaude et sèche. Dégoût marqué pour les aliments.

On essaie sans résultat plusieurs traitements, même la cautérisation du col qui présentait une légère érosion. La malade, très-faible, ne se nourrit qu'à peine, prend seulement quelques potages, qu'elle vomit régulièrement plus ou moins rapidement. Le régime lacté a été intolérable. Elle s'amaigrit de plus en plus, devient d'une pâleur de cire. Un instant, la malade étant prise de sciatique, les vomissements cessent, mais la douleur ayant été calmée par un vésicatoire, les vomissements reprennent, et réduisent la malade à un tel état de faiblesse que, sur l'avis conforme de MM. Gadet de Gassicourt, Féréol et Saint-Germain, on se décida à provoquer l'avortement (M. Maurice Raynaud, appelé aussi en consultation, se déclara contre l'avortement provoqué, parce que l'existence des vomissements bien avant la grossesse lui faisait craindre une lésion de l'estomac).

Le 20 février. M. Saint-Germain introduit une éponge préparée; les vomissements cessent. On enlève l'éponge ; ils reparaissent.

12 mars. On introduit le tube Tarnier, et la malade accouche le 25 d'un fœtus de six mois qui vécut une heure. Les vomissements, qui avaient persisté pendant le travail, se suspendent jusqu'au 29; mais le ventre se tympanise. Il survient une diarrhée abondante, les jambes s'œdématient.

Le 29. Les vomissements reparaissent. Somnolence et subdélirium. La diarrhée continue ; ventre toujours indolent.

Jusqu'au 8 mars, la malade refuse toute espèce de boisson et de nourriture. Elle succombe dans une sorte de prostration comateuse.

Autopsie. — Estomac très-profondément altéré; toute la petite courbure, du cardia au pylore, est occupée par une tumeur qui s'étend sur les deux faces de l'organe, surtout sur la postérieure. Cette tumeur présente sa plus grande épaisseur, qui est de 2 centimètres, au niveau de sa partie moyenne, mais elle est circonscrite par une espèce de bourrelet qui fait saillie sur les parties saines. La tumeur arrive jusqu'au pylore qu'elle circonscrit, mais dont l'orifice, plutôt dilaté que rétréci, permet facilement l'introduction de deux doigts. A la coupe, la tumeur paraît résistante, fibreuse, sans suc. Examinée au microscope par M. Hayem, elle lui a paru constituée par une hypertrophie simple de toutes les tuniques de l'estomac, principalement des couches musculeuse et fibreuse. Les reins étaient pâles et anémiés. Les poumons atteints à leur surface de lymphangite présentent à leur intérieur trois ou quatre ilots de pneumonie lobulaire suppurée.

Nous avons reproduit, dans ses principaux détails, cette observation très-curieuse à plusieurs titres. Le point le plus important, selon nous, c'est l'existence de vomissements glaireux pendant les quatre années qui précèdent la grossesse. Ne pouvait-on pas admettre l'existence d'une gastrite alcoolique antérieure à la production du néoplasme? Nous avons vu aussi dans l'observation XIV les vomissements précéder de quatre ou cinq mois l'époque de la conception, tandis que dans l'observation XIII ils ne se montrèrent qu'au troisième mois de la grossesse. Cette antériorité des vomissements sur le début de la grossesse (constatée deux fois sur trois) aurait évidemment une grande importance pour le diagnostic. Elle appellerait l'attention du médecin sur l'état de l'estomac en lui faisant soupçonner une lésion matérielle de cet organe. Et s'il trouvait alors un point douloureux bien limité et surtout une tumeur, cette découverte suffirait pour lui faire rejeter l'avortement provoqué, et même l'accouchement prématuré, à moins que ce ne soit dans le but de sauver l'enfant.

CHAPITRE IV.

FORME D'ANASARQUE.

Nous donnons ici tout au long l'observation qui nous a suggéré l'idée de ce travail. On comprend en effet jusqu'à un certain point les formes précédentes ; il est bien plus difficile de s'expliquer pourquoi certains cancers déterminent de l'anasarque. Il est probable que ce n'est que de l'œdème cachectique généralisé, comme dans la cachexie cancéreuse type, mais la teinte jaune paille en moins ; de sorte qu'il resterait toujours à rechercher pourquoi cette teinte jaune paille n'existe pas chez tous les cancéreux. Nous n'avons aucun élément pour résoudre cette question et nous passons à une autre beaucoup plus intéressante au point de vue clinique : la différence entre l'anasarque albuminurique et l'anasarque cancéreuse. Or, cette différence est capitale, si nous en jugeons d'après les observations qui composent ce chapitre. Dans tous ces faits d'anasarque cancéreuse il n'y a pas eu d'albumine dans les urines, ou du moins pas d'albumine en quantité suffisante pour expliquer l'anasarque. Cette restriction vise seulement ce détail de notre observation : à force de rechercher l'albumine tous les matins, on finit par en découvrir un très-léger nuage. Mais dans les autres observations, il n'y en avait pas traces. Il est inutile d'insister sur cet élément de diagnostic dont l'importance se conçoit aisément. Au surplus, il aurait besoin d'être confirmé par de nouvelles observations ; mais il est tellement dans la logique des choses que nous le croyons parfaitement exact. Nous relatons plus loin sept observations d'anasarque cancéreuse, dans lesquelles il n'y avait pas non plus d'albumine. Ces sept observations jointes au cinq qui composent ce chapitre, forment un total de douze faits d'anasarque sans albumine. En revanche, l'observation XLV nous montre un cancer suivi d'œdème limité aux jambes, avec urines albumineuses. C'était sans doute là une coïncidence qui ne détruit en rien la règle générale. Ajoutons que dans plusieurs faits, l'anasarque limitée à la moitié inférieure du corps avait pour cause la compression de la veine cave inférieure par une tumeur siégeant dans le foie, ou par des ganglions tuméfiés. Une fois même (obs. XXXIX) il y avait une phlébite de la veine cave par irritation de voisinage.

Observation XVI (Personnelle).

Le 18 février 1873, entre à la salle Saint-André de l'hôpital Necker, service de M. Laboulbène, un nommé Félix Boquet, âgé de 31 ans, qui habite Paris depuis dix ans, et jouit d'une bonne santé habituelle, mais est sujet aux douleurs rhumatismales. Depuis un an surtout, ces douleurs sont plus fortes, reviennent plus souvent, surtout quand le temps va changer; elles occupent les membres et principalement les jambes, aussi bien les parties musculaires que les articulations. Au surplus, elles n'ont jamais été assez violentes pour lui faire suspendre son travail, plus d'un jour ou deux chaque fois.

Depuis avant-hier lundi, 16 février, il est repris de ses douleurs. Aujourd'hui, il les accuse surtout aux mollets, au cou, aux épaules; mais on peut constater que les mouvements des membres sont plus faciles et indolores, de sorte que, en définitive, ces douleurs paraissent assez légères et sans grande importance. On examine rapidement les poumons et le cœur qui ne présentent rien de particulier.

Pendant une dizaine de jours, on ne fait plus guère attention à ce malade. Il dit que ses douleurs diminuent sous l'influence des bains de vapeur, mange assez bien et ne nous signale rien de nouveau. Cependant, le 28 février, M. Laboulbène en passant devant son lit remarque que la figure est bouffie. La peau est d'un blanc mat comme elle l'est chez les rhumatisants; les jambes sont fortement œdématiées, et pourtant, à notre grande surprise, il n'y a pas d'albumine dans les urines. Les bruits du cœur sont normaux, sauf un léger soufle anémique à la base. On ne trouve non plus rien dans les poumons.

Le malade, questionné sur ses antécédents, dit que dans ces derniers temps, il a mené une existence misérable, qu'il était souvent sans travail, se nourrissait mal. M. Laboulbène croit pouvoir rattacher cette anasarque à une cachexie par alimentation insuffisante, ce que M. Bouchardat a nommé la misère physiologique. Il prescrit des toniques, du quinquina et du fer.

Pas de modifications dans l'état du malade jusqu'au 6 mars. Ce jour-là, dans l'après-midi, deux heures environ après son repas, le malade est pris brusquement de douleurs très-vives dans l'hypochondre et le flanc droit, ainsi que dans l'épaule du même côté. Cette douleur lancinante, très-pénible, persiste deux heures environ, puis disparaît complètement. Le soir, à la contre-visite, le malade n'a pas de fièvre (T. A. 37°), pouls un peu fréquent. Il se rappelle qu'il y a six ans, à la suite d'une chute sur le côté droit et d'une grande frayeur, il eut un ictère passager.

7 mars, matin. Pas d'ictère; pas d'albumine dans les urines. Dans la journée, il est repris des mêmes douleurs que la veille. Le soir, en percutant la poitrine, je constate en arrière, aux deux bases, de l'hydrothorax occupant à droite le quart inférieur, à gauche le tiers inférieur. Les signes sont très-nets : matité absolue, abolition des vibrations; soufle pleural très-fort; égophonie. Nombreux râles muqueux existant profondément, signes d'un œdème concomittant.

Cet hydrothorax concorde parfaitement avec l'œdème des jambes, la bouffissure de la face; l'anasarque jointe à la teinte blanc-mate de la peau présente absolument l'aspect de l'anasarque albuminurique.

Le 8. La nuit a été mauvaise; dyspnée continuelle; respiration courte, fréquente; mêmes signes stéthoscopiques que la veille. Les urines, examinées au microscope, ne contiennent pas de cylindres. On prescrit des diurétiques légers, des purgatifs (20 gr. d'eau-de-vie allemande).

Le soir. Dyspnée toujours forte. Apyrexie.

Le 9. Même état. Léger œdème des parois thoraciques. Rien au cœur, ni en avant de la poitrine. En arrière, l'épanchement n'augmente pas. L'urine donne, pour la première fois, par l'acide nitrique et la chaleur, un très-léger nuage d'albumine. Elle est d'ailleurs jaune-claire, parfaitement limpide. — 20 gr. d'eau-de-vie allemande, 2 pots de chiendent nitré.

Le soir. 104 puls., 48 resp.

Le 10. Dyspnée un peu moindre.

Le soir. 100 puls., 38 resp. T. A. 37°.

Le 11. Dyspnée très-forte. L'épanchement a beaucoup augmenté à droite depuis la veille ; il occupe maintenant les deux tiers de la hauteur du thorax en arrière. L'épanchement est stationnaire à gauche et occupe toujours le tiers inférieur.

128 puls., 68 resp.

Le soir. 120 puls., 68 resp.

Le 12. Même état.

Le 13. En avant du côté droit de la poitrine, bruit skodique. A la base, dans la moitié inférieure de la plèvre, matité absolue, absence complète de bruit vésiculaire.

En arrière, matité absolue dans les deux tiers inférieurs. Pas de vibrations ; soufle rude, lointain, avec râles profonds.

Du côté gauche, en arrière : matité absolue et soufle pleural dans la moitié inférieure.

Le soir. 124 puls., 68 resp. T. A. 39°.

Le 14. En raison de l'abondance de l'épanchement à droite et de la dyspnée qui en résulte, M. Laboulbène se décide à pratiquer la thoracentèse.

Ponction dans le cinquième espace en avant de l'aisselle. Il sort d'abord un peu de liquide citrin, puis l'écoulement s'arrête. On essaie de faire pénétrer la canule plus avant, mais on est arrêté par des fausses membranes que l'on sent très-bien. A certains moments, la canule est mue par une sorte de tremblement très-précipité analogue à celui d'une grosse mouche qui agite ses ailes. Ce phénomène est dû au frottement du poumon sur la canule. On enfonce à plusieurs reprises le stylet dans la canule pour dégager son orifice profond, mais à peine peut-on obtenir quelques cuillerées de liquide citrin. On en conclut qu'on est tombé dans une poche parfaitement close. Le malade ne ressent, bien entendu, aucun soulagement à la suite de cette ponction; cependant M. Laboulbène ne juge pas nécessaire d'en refaire une autre immédiatement, d'abord parce que la pleurésie étant aréolaire, on n'aurait pas beaucoup plus de chances d'avoir du liquide; ensuite parce que l'état général du malade est trop grave pour qu'on puisse espérer, d'une thoracentèse, autre chose qu'un soulagement momentané.

Cependant, le fait de la présence de néo-membranes, organisées de manière à former des aréoles, nous avait vivement frappés; il y avait donc eu dans la plèvre un processus irritatif assez actif pour créer, en moins d'un mois, un état aréolaire aussi prononcé. En outre, M. Méhu, pharmacien de l'hôpital, ayant analysé le liquide, le trouva riche en fibrine et en matières extractives, ce qui prouvait qu'il résultait d'un processus inflammatoire, et non d'une simple transsudation.

Le soir. 128 puls., 60 resp., 39°.

Le 15, matin. 120 puls., 52 resp., 38°6.

L'épanchement a un peu diminué. On entend maintenant le bruit respiratoire dans toute la moitié supérieure droite en arrière (au lieu du tiers seulement), mais dès le lendemain 16, les signes ont repris les caractères qu'ils avaient avant la ponction.

Le soir. 120 puls., 60 resp., T. A. 39°.

Le 16. 120 puls., 60 resp., T. A. 37° 4/5.

Le 17. Même état. 112 puls., 60 resp., 37° 8/10.

Le soir. 128 puls., 60 resp., 39° 1/5.

Le 18. Un peu moins de dyspnée; en outre, le côté gauche du thorax est dégagé. L'affection thoracique se localise maintenant du côté droit, où l'on trouve toujours les mêmes signes. Enfin, depuis quelques jours, la respiration s'accompagne d'un léger sifflement laryngé, ce qui nous fait craindre un commencement d'œdème de la glotte.

Le soir. 120 puls., 60 resp., 39° 2/10.

Le 19, matin. Le sifflement laryngé est plus fort, la dyspnée reparaît. 96 puls., 52 resp., 39°.

Le 20, matin. 142 puls., 56 resp., 38° 2/5.

On entend à gauche des râles sibilants disséminés; à droite, dans la fosse sus-épineuse, respiration rude souflante; au-dessous de l'épine de l'omoplate, souffle pleural. En bas, absence de bruit respiratoire.

Le foie est abaissé et déborde les fausses côtes. En avant, quelques frottements pleuraux au sommet. Matité absolue à partir de la 3e côte.

Le soir. 120 puls., 52 resp., 38° 3/5.

Le 21. Un peu moins de dyspnée.

Le soir. 112 puls., 44 resp., 38° 2/5.

Persistance des mêmes symptômes du 22 au 30 mars.

2 avril. Aggravation considérable depuis la veille; l'anasarque augmente, gagne les parois de l'abdomen et du thorax, devient énorme au bras et à la main droite. La respiration est descendue à 40, le sifflement laryngé a presque disparu, mais la faiblesse est extrême, le pouls très-petit. — 20 gr. d'eau-de-vie allemande.

Pourtant le malade se soutient encore dans cet état cachectique pendant plus d'un mois. On le purge à plusieurs reprises pour tâcher de modifier l'œdème; on lui donne d'autre part tous les stimulants et les toniques qu'on peut prescrire. L'urine ne se modifie pas et ne présente qu'un léger trouble quand on la chauffe. Le malade ne se plaint que de sa faiblesse extrême et parfois d'une douleur dans le côté droit de la poitrine.

Enfin, le 6 mai, l'affaiblissement augmente encore; le malade se plaint de vives douleurs dans le creux épigastrique et dans les parties œdématiées. Pâleur extrême des lèvres et des muqueuses palpébrales. Dyspnée très-grande, respiration courte, fréquente, avec sensation d'oppression. Pouls très-petit, régulier. Somnolence continuelle, sans délire ni coma. Intelligence nette jusqu'à la fin.

Mort le 7 mai, à 7 heures du soir.

Autopsie. — Poumons fortement congestionnés et œdématiés; dans toute leur hauteur ils gardent l'empreinte du doigt et laissent écouler, quand on les incise, un liquide spumeux et sanguinolent. A droite, pleurésie purulente enkystée occupant la moitié inférieure de la cavité pleurale en arrière. Le poumon est refoulé en avant et en haut. Les parois de l'abcès pleural sont tapissées d'une couche épaisse de fausses membranes jaunâtres; le contenu est un pus crémeux, bien lié. Enfin, à la base le poumon adhère intimement au diaphragme de même qu'il adhère en avant à la paroi thoracique. Des brides fibreuses divisent la collection purulente, formant des cloisons incomplètes qui permettent la communication entre les différentes loges.

Le cœur est sain, mais petit et un peu graisseux ; il y a une mince couche de liquide dans le péricarde ; la valvule mitrale est un peu épaisse et inégale à son bord libre.

Reins petits, un peu pâles, mais ne présentant nullement les lésions du mal de Bright.

Ainsi, nous ne trouvions pas la lésion primitive, lorsque l'un des assistants, ouvrant par hasard l'estomac, découvrit un fongus cancéreux en forme de chou-fleur, gros comme un œuf de poule, s'implantant sur la muqueuse par une base assez large, mais un peu plus étroite que le reste de la tumeur, de façon à constituer une sorte de collet, de pédicule. Cette tumeur siége à une certaine distance du pylore, mais dans le 1[3 pylorique de l'estomac, près de la grande courbure. Sa consistance mollasse et son aspect cérébriforme nous font facilement reconnaître que c'est un encéphaloïde.

Le foie est graisseux. Pas de calculs dans la vésicule biliaire. Rate normale.

La découverte à l'autopsie d'un cancer de l'estomac qui n'avait déterminé pendant la vie aucun de ses symptômes habituels nous avait beaucoup surpris. En nous remémorant l'histoire du malade, nous ne trouvions rien qui pût nous mettre sur la voie du diagnostic. Nous l'avions pris successivement pour un rhumatisant, puis pour un albuminurique ; mais ne trouvant pas d'albumine dans les urines, nous nous rejetions sur l'idée d'une misère physiogique, bien que ce diagnostic ne nous satisfît qu'à demi. Alors survient la pleurésie, d'abord sous forme d'inflammation subaiguë. Comment cette pleurésie s'enchaîne-t-elle avec l'état antérieur ? Est-ce une maladie intercurrente ou une complication ayant eu pour cause l'irritation de la plèvre autour du liquide transsudé ? A partir de ce moment, la pleurésie absorbe toute notre attention, et devient un moment le principal danger. Enfin le malade succombe : nous trouvons une pleurésie purulente et un cancer dé l'estomac. La pleurésie évidemment ne pouvait être la cause de la cachexie, puisqu'il n'y avait rien dans la poitrine le jour de l'entrée du malade. C'est donc le cancer de l'estomac qui a été le point de départ de tout cet appareil symptomatique.

L'observation suivante, que nous devons à l'obligeance de M. Rendu, nous présente un fait du même genre que le nôtre, mais avec cette différence, que le malade avait éprouvé antérieurement des symptômes gastriques (vomissements alimentaires et bilieux, douleurs, dyspepsie). Ces symptômes, joints à l'état cachectique que n'expliquait aucune lésion du cœur, des reins ou des poumons, firent songer à un cancer de l'estomac, et le diagnostic exact put être ainsi porté dès le début.

Observation XVII.

Cancer de l'estomac avec anasarque. Absence de vomissements dans les dernières semaines de la vie. Epithélioma tubulé. (Observation recueillie dans le service de M. Besnier, à l'hôpital Saint-Louis, par M. Rendu, interne du service).

Paul Maxner, 57 ans, ébéniste, entre le 31 mars 1873 à la salle Saint-Léon, n° 41. Homme bien constitué, père de famille, n'ayant pas fait d'excès. Pas de maladie antérieure. L'estomac chez lui était excellent. Père et mère morts de maladies accidentelles, à un âge avancé. En décembre 1872, il éprouva quelques douleurs abdominales, des coliques et de la dyspepsie. Il eut à ce moment des vomissements alimentaires et bilieux, et fut tourmenté de renvois nidoreux. On lui donna de la magnésie et des purgatifs. Cet état dura pendant plus d'un mois, puis les vomissements cessèrent, mais les douleurs d'estomac persistèrent. L'œdème des jambes commence vers la fin de février; il augmente peu à peu, gagne le ventre; l'affaiblissement fait des progrès et arrive jusqu'à la cachexie. C'est dans cet état qu'il entre à l'hôpital.

C'est un homme assez grand, le teint pâle, légèrement jaunâtre, la figure très-amaigrie, ainsi que la poitrine et les membres supérieurs. Les jambes et le ventre, au contraire, sont fort œdématiés, sans phlébite ni cordon induré; ascite assez considérable. Au-dessus du liquide surnagent les intestins et l'estomac, lequel est dilaté et gonflé par les gaz. Il soulève la paroi abdominale au niveau du creux épigastrique. On ne sent aucune tumeur dans l'abdomen. Le foie et la rate, refoulés vers la poitrine, sont peu volumineux.

La pression abdominale est peu douloureuse, sauf au niveau du creux épigastrique.

Cependant les jours suivants, la douleur paraît se diffuser comme s'il y avait un peu d'irritation du péritoine. Au repos, le malade est tourmenté souvent par des douleurs lancinantes, en manière de coliques, avec gargouillements gazeux.

Rien au cœur. Double épanchement pleural, peu étendu d'ailleurs. Dans les poumons s'entendent quelques râles. L'expectoration et la toux sont d'ailleurs presque nulles.

La première impression qui vienne à l'esprit, en voyant l'infiltration diffuse du tronc et des extrémités, est que le malade est albuminurique (cependant il n'a pas la face bouffie), mais les urines ne contiennent absolument pas d'albumine.

D'autre part on ne peut guère admettre une péritonite tuberculeuse, à cause de l'intégrité des poumons et de la netteté de l'ascite.

D'après la marche des accidents et l'état général du malade, on diagnostique un cancer de l'estomac avec propagation aux ganglions et compression de la veine cave, bien qu'on ne puisse sentir aucune tumeur.

3 avril. L'œdème des jambes a beaucoup augmenté ; les mouvements sont presque impossibles à cause de la douleur ; le ventre est très-distendu et ballonné, la fièvre s'est allumée, et le pouls est petit et misérable. La respiration commence à devenir anxieuse (36). Potion avec 4 gr. de chloral, vin de quinquina, huile de camomille camphrée sur les jambes.

Le 4. Un peu de soulagement. Pouls toujours petit, à 100. Infiltration extrême du scrotum, tension du ventre. L'épanchement pleural occupe le 1[3 inférieur du thorax. Piqûres multiples sur les parties infiltrées.

Le 5. Infiltration moindre. Insomnie ; pouls fébrile et rapide, 84. Potion cordiale.

Le 7. L'anasarque a gagné les membres supérieurs et la face qui est légèrement bouffie. Vives douleurs lombaires. Eschare au sacrum assez étendue. La tympanite augmente. Le pouls présente les mêmes caractères, rapide et petit. Intelligence saine. Mort dans la nuit.

Autopsie. — 3 litres de sérosité louche, non purulente, dans le péritoine. Estomac très-distendu, portant à sa partie pylorique une tumeur bosselée, irrégulière, un peu plus petite que le poing, appliquée dans la région épigastrique et en rapport avec les artères aorte et mésentérique supérieure. Toutes les parties enlevées avec précaution, on s'assure, en versant de l'eau dans l'estomac, que ce viscère laisse passer les matières dans l'intestin, mais moins parfaitement qu'à l'état normal. L'estomac ouvert, on se trouve en présence de la lésion suivante :

Toute la région pylorique, jusqu'au tiers environ de la grande courbure, est convertie en une masse solide, indurée, de couleur grisâtre. Cette masse, de forme irrégulière, est déchiquetée, ulcérée sur sa face interne. Un filet d'eau enlève à sa surface une foule de détritus et, en la sectionnant, on la voit comme se fondre en une masse mollasse, tout à fait médullaire. Le bord de la tumeur, renversé et fongueux, présente les mêmes caractères. Au voisinage immédiat du pylore, la tumeur offre un peu plus de dureté, mais sur d'autres points elle est encore diffluente et encéphaloïde. A la coupe, elle paraît intéresser à la fois les trois tuniques de l'estomac, sans envahir pourtant la séreuse qui est intacte. La muqueuse stomacale, sur quelques points de la grande courbure, est vascularisée et présente de petites taches ecchymotiques.

Au voisinage immédiat de la région pylorique, quelques ganglions ont subi la même dégénérescence et se montrent avec tous les caractères extérieurs de l'encéphaloïde. Ces ganglions se prolongent jusqu'au hile du foie sans avoir un volume suffisant pour comprimer la veine porte qui est saine et non ulcérée.

Pancréas normal. Rate petite et saine. Foie jaunâtre, graisseux. Reins également atteints en partie de dégénérescence graisseuse. Poumons notablement emphysémateux. Aux sommets deux noyaux crétacés, entourés d'une pigmentation abondante et d'une induration circonscrite. Ancienne pneumonie lobulaire et bronchite. On peut voir, à l'œil nu, l'épaississement de la bronche. Nulle part on ne voit de cancer ; séreuses intactes.

Pas de caillots dans les veines iliaques et fémorales.

Au microscope, à l'état frais, quantité innombrable d'éléments fusiformes peu volumineux, analogues à ceux du sarcôme embryonnaire, et très-réguliers. Il n'y avait point la polymorphie du cancer que l'on remarque dans l'encéphaloïde ordinaire. L'examen du réticulum n'a pu être fait en raison de la diffluence de la tumeur.

Après durcissement, on constate que la tumeur a pour point de départ la couche glanduleuse de la muqueuse. Elle n'empiète point sur la tunique musculaire. Sur une coupe on voit une série de traînées cylindriques, de forme irrégulière et remplies de cellules pressées, qui, à la dissociation, se montrent formées d'épithélium cylindrique. C'est donc un épithéliome tubulé. Le tissu conjonctif interstitiel est abondant et de nature embryonnaire. Sur quelques points, il représente de véritables arborisations comme dans le papillome, et on peut apercevoir des vaisseaux embryonnaires et des noyaux dans leur intérieur. Sur les parties ulcérées, les éléments sont graisseux, et l'on distingue de petits foyers d'apoplexie interstitielle.

L'observation suivante, extraite de la Clinique d'Andral (tome II, page 83), présente une grande analogie avec les deux précédentes; et pourtant l'altération de l'estomac n'était plus un champignon cancéreux, comme dans le fait qui nous est propre, mais une mélanose infiltrée.

Observation XVIII.

Une femme âgée de 50 ans environ, mourut à l'hôpital de la Charité, service de M. Lerminier, pendant le cours du mois de février. Lors de son entrée à l'hôpital, elle avait une infiltration séreuse générale du tissu cellulaire sous-cutané, et une hydropisie ascite. Vainement chercha-t-on à pénétrer la cause de cette leucophlegmatie. Les battements du cœur paraissaient être dans leur état physiologique. Rien n'indiquait une maladie du foie. Les autres viscères ne paraissaient pas altérés. Les commémoratifs n'étaient pas plus propres à nous éclairer. La malade disait que son hydropisie s était établie peu à peu, commençant par les membres, et s'étendant peu à peu à l'abdomen. Elle n'avait jamais senti aucune douleur dans le ventre. Sa respiration n'était un peu gênée que depuis que l'ascite était devenue considérable.

Pendant les six semaines environ qui s'écoulèrent entre l'époque de l'entrée du malade et celle de sa mort, l'hydropisie ne diminua pas. L'affaiblissement général devint de plus en plus grand; du dévoiement avait lieu de temps en temps et l'anorexie était complète. D'ailleurs pas de douleur épigastrique, pas de vomissements ; aspect naturel de la langue. La malade s'éteignit insensiblement et succomba sans avoir présenté aucun autre symptôme.

Autopsie. — Cœur normal, poumons un peu engoués à leur base. Sérosité incolore et limpide dans le péritoine qui n'offrait d'ailleurs aucune trace d'inflammation ancienne ou récente. Les autres organes étaient sains, sauf l'estomac qui nous présenta une lésion imprévue.

Au moment où on l'incisa, sur sa grande courbure, il s'en échappa un liquide noir comme de l'encre et qui, mis en contact avec du linge ou du papier blanc, leur donnait une teinte semblable à celle qu'aurait produite sur eux l'apposition de la membrane choroïde. La surface externe de l'estomac, lavée et essuyée, était parsemée d'un grand nombre de taches d'un noir foncé, toutes exactement circulaires ou ovalaires, dont les dimensions variaient depuis celle d'un grain de millet jusqu'à celle d'une pièce de cinq francs. Autour d'elles, la muqueuse était rouge livide dans certains points, pâle dans la plus grande partie de son étendue, n'offrait aucune altération appréciable sous le rapport de sa consistance ou de son épaisseur. C'est dans la muqueuse que siégeait la coloration noire, et à ce niveau elle était plus résistante et plus épaisse. Il n'y avait rien de semblable sur le reste du tube digestif.

« Ce fait démontre, ajoute Cruveilhier, qu'une matière analogue à celle des vomissements noirs peut être exhalée dans l'estomac. Il est probable qu'ici le pigment noir épanché dans l'estomac ne s'y formait pendant la vie qu'en petite quantité, de manière à passer tout entier dans le duodénum ; car plus abondant il eût dû être rejeté par les vomissements. N'oublions pas aussi combien furent peu tranchés les symptômes gastriques. L'anorexie fut le seul signe qui annonçât l'existence de quelque trouble du côté de l'estomac. »

Observation XIX.

(Société anatomique, 18 , p. 226).

M. Gery présente un cancer de l'estomac trouvé chez un homme entré à l'hôpital il y a trois mois, avec une infiltration des extrémités inférieures et un peu d'ascite. Le cœur, les reins n'offraient rien de particulier ; l'urine était normale ; pas de vomissement ni de tumeur épigastrique. Bientôt survint de l'amaigrissement, une diarrhée séreuse abondante qui fit rapidement disparaître l'œdème. On trouva sur l'estomac tous les caractères du cancer. L'ouverture du pylore permettait encore le passage du petit doigt. La paroi gastrique était adhérente au foie, et amincie en ce point sans perforation.

Observation XX.

(Société anatomique, 1856, p. 78).

M. Guyot présente un cancer de l'estomac qui occupe toute la petite courbure et fait saillie dans l'intérieur de sa cavité. Un homme de 58 ans entra à l'hôpital le 8 mais. Il était faible, avait des palpitations, de l'œdème général, de l'ascite très-considérable. Depuis six semaines un peu de diarrhée. A aucune époque il n'avait eu de vomissements, ni de douleurs dans la région épigastrique. Cette absence complète de signes caractéristiques est un fait remarqucble que plusieurs auteurs ont déjà signalé.

On ne dit pas, dans cette dernière observation, si l'urine avait été examinée pendant la vie. Il nous paraît évident cependant, que l'existence d'un œdème général a dû donner l'idée d'une albuminurie ; et que l'observation, très-concise d'ailleurs, ne mentionne pas les résultats de l'examen, parce qu'on n'a rien trouvé d'anormal de ce côté.

CHAPITRE V.

FORME D'ASCITE.

L'ascite peut être le résultat du cancer latent de trois façons différentes. Le plus souvent elle est produite directement par une irritation du péritoine (irritation insuffisante pour déterminer de la péritonite chronique), lorsque le néoplasme, ayant envahi le tissu sous-séreux, soit de l'estomac, soit d'un autre organe abdominal atteint secondairement (l'épiploon, par exemple), viendra se mettre en contact avec la séreuse. Souvent aussi, l'ascite reconnaîtra pour cause une compression exercée sur la veine porte, ou bien par la tumeur cancéreuse siégeant au pylore, ou par une tumeur secondaire du foie, ou enfin par des ganglions engorgés ou cancéreux. Enfin, vient l'ascite dyscrasique, la plus rare des trois, et qui ne survient qu'à la période cachectique de la maladie. Nous ne parlons pas ici des faits dans lesquels une péritonite cancéreuse, consécutive souvent à une lymphangite cancéreuse, vient compliquer la dégénérescence de l'estomac et s'accompagner d'épanchement dans le péritoine; ce n'est plus alors une hydropisie séreuse, mais un épanchement séro-purulent ou purulent, que l'on trouve dans le péritoine. Nous devons rappeler aussi ce fait bien connu, que l'ascite qui a pour cause un néoplasme du péritoine est en général constituée par un liquide sanguinolent.

Observation XXI.

(Société anatomique, 1852, p. 6.)

M. Barth communique le fait suivant :

Un homme d'une quarantaine d'années, éprouvait depuis plusieurs mois un dérangement des fonctions digestives. Depuis trois semaines, une aggravation notable s'était fait sentir; la peau avait pris une légère teinte ictérique; le ventre s'était gonflé, et une ascite s'était développée. *Nous diagnostiquâmes une cirrhose du foie* et nous employâmes en conséquence les diurétiques, l'eau de Vichy, quelques toniques. Le ventre ne cessa pas d'augmenter de volume. Des douleurs abdominales se manifestèrent, l'oppression devint extrême et enfin une péritonite se déclara. De quelle nature était cette péritonite ? C'est là ce que nous dûmes rechercher. Sous la clavicule gauche, on entendait du râle sous-crépitant, et nous pensâmes en conséquence que ce malade était sous l'influence d'une diathèse tuberculeuse et que nous avions affaire à une *péritonite tuberculeuse*. Le ventre ne cessant de grossir, nous nous résolûmes à pratiquer une ponction. Il sortit environ 8 à 10 litres d'un liquide saguinolent. Un soulagement momentané accompagna cette opération. Mais bientôt les symptômes reprirent toute leur gravité et la mort survint le troisième jour.

A l'*autopsie*, nous constatâmes la reproduction d'un peu de liquide sanguinolent et une *péritonite* non pas tuberculeuse, mais *cancéreuse*. Il y avait en effet un cancer de l'épiploon, et en même temps un cancer ulcéré de la petite courbure de l'estomac, à égale distance du pylore et du cardia : c'était là le cancer primitif. Il devenait intéressant d'examiner le sommet du poumon qui nous avait semblé envahi par la tuberculose. Nous n'y avons rencontré qu'une dilatation bronchique.

Cette observation est curieuse à plus d'un titre. La maladie, successivement prise pour une cirrhose, puis pour une péritonite tuberculeuse, s'est trouvée n'être, en définitive, qu'un cancer latent de l'estomac compliqué de cancer de l'épiploon. Nous reviendrons plus loin sur cette physionomie trompeuse du cancer lorsqu'il se complique de quelques symptômes thoraciques ; constatons seulement ici que l'ascite avait pour cause directe, non l'altération de l'estomac, mais la dégénérescence secondaire de l'épiploon. Le cas était d'une difficulté extrême, et ce qui le montre bien, c'est qu'un clinicien comme Barth n'a pas eu un instant l'idée d'un cancer viscéral.

Observation XXII.

(Société anatomique, 1844, p. 279.)

M. Nidart lit une observation de cancer latent, que nous résumons de la façon suivante :

Un soldat, qui a eu de la dysentérie en Afrique et des fièvres intermittentes, arrive au Val-de-Grâce, service de M. Broussais, dans un état de débilitation très-grande. La teinte est jaune-paille, et le facies est celui d'un homme épuisé par de longues souffrances ou par une lésion organique grave. Cependant il n'accuse aucune douleur. Il a de l'ascite sans œdème des membres inférieurs. Broussais diagnostique : une ascite chronique, suite de dysentérie et de fièvres intermittentes.

On donne des diurétiques qui font résorber l'épanchement, et alors on sent le foie dur et volumineux. A l'estomac, le grand cul-de-sac semble se gonfler et soulever l'hypochondre gauche, puis cette tumeur s'avance assez lentement vers le côté droit. Elle soulève devant elle la paroi abdominale qui s'affaisse après son passage. Arrivée à la région du foie, cette ondulation s'arrête un instant, puis, reprenant sa marche en sens inverse, va disparaître dans l'hypochondre gauche où elle avait commencé, et ainsi de suite. Ce phénomène d'ondulation qui a déjà été noté par les auteurs dans les affections tendant à oblitérer l'ouverture du pylore, nous semble plus important qu'on ne le suppose généralement. Quand ce signe existe, nous croyons qu'il indique constamment la difficulté qu'éprouvent les matières à passer de l'estomac à l'intestin grêle.

Douleur dans l'épigastre, puis vomissements marc de café.

Diète absolue j'usqu'à la mort.

Autopsie. — Au pylore, tumeur dure, grosse comme un œuf de poule, ulcérée à sa surface. Nombreux noyaux dans le foie (de là, sans doute, provenait l'ascite).

Il est intéressant de voir Broussais prendre un cancer de l'estomac avec ascite et teinte jaune-paille pour une cachexie palustre. En outre, ce fait est instructif par la netteté du signe d'ondulation, bien décrit par l'auteur, et qui, dans un cas semblable, serait d'un grand secours pour le diagnostic. Quant à l'ascite, elle a disparue si rapidement, qu'on serait porté à la considérer plutôt comme une ascite dyscrasique que comme un épanchement par irritation du péritoine ou compression de la veine cave.

Observation XXIII.

(Société anatomique, 1856, p. 457.)

M. Guyot raconte le fait suivant :

Un homme présentant un état cachectique bien accusé avait subi, il y a quinze jours, une ponction pour un épanchement abdominal. Cette ponction dut être renouvelée ces jours derniers. Puis, survinrent des douleurs abdominales très-vives, des vomissements répétés. Le malade succomba. On trouva, à l'autopsie, les traces d'une péritonite ancienne, pus, fausses membranes, adhérences. Il existait, en outre, un vaste cancer qui enveloppait et envahissait la totalité de l'estomac. Les parois de cet organe, dures, épaissies (12 mm.), maintiennent béante sa cavité qui ne dépasse pas le volume d'un gros œuf. Des masses cancéreuses occupent l'épiploon gastro-hépatique et la partie supérieure du grand épiploon. Le reste de l'intestin ne présente pas trace de lésion. La prostate est le siége d'une lésion ulcéreuse qui l'a détruite en partie.

M. Barth observe que la tumeur devait être surtout sensible à gauche tandis que d'habitude le cancer stomacal proémine à droite.

M. Guyot : Il était bien difficile de limiter la tumeur à cause de l'épanchement. Après la ponction, les vives douleurs empêchèrent un examen plus complet, et le malade succomba très-rapidement.

Dans cette observation, comme dans l'observation XXI, l'ascite avait pour cause un cancer secondaire du grand épiploon. Notons, en outre, que ce diagnostic était tout particulièrement difficile dans le cas actuel, et cela par suite de la péritonite subaiguë d'abord, puis aiguë, qui rendait impossible un examen complet.

Observation XXIV. (Résumée.)

(Bulletins de la Société anatomique, 1857, p. 216.) — Cancer infiltré des tuniques celluleuse et musculeuse. Intégrité de la muqueuse. Ascite.

Goujet, âgé de 58 ans, chaudronnier, entre dans le service de M. Hérard, à Lariboisière, le 5 février 1857. Il est malade depuis plusieurs années;

jusque-là, il était d'une bonne santé, très-vigoureux, le teint coloré et tellement sanguin, que 2 fois par an, il était forcé de se faire saigner. Les forces ont diminué progressivement depuis six mois, par suite de chagrins, d'excès de veille, de nourriture insuffisante. Cependant, ses digestions étaient bonnes, et il ne vomissait jamais.

Il y a deux mois, après une constipation de dix jours, il eut de vives coliques et une diarrhée abondante et bilieuse, sans trace de sang. L'appétit se troubla. Le malade garda le lit quinze jours avec des douleurs dans le ventre et l'estomac, de la diarrhée, sans vomissement. A ce moment, il s'aperçut que son ventre augmentait et que ses pieds se gonflaient un peu; la diarrhée s'arrêta et le malade put se lever, mais le ventre resta volumineux, douloureux, et les jambes enflaient après la marche.

Etat actuel. Face pâle, amaigrie, terreuse, grippée, indiquant de vives souffrances. Bouche amère, appétit nul, soif très-vive, pas de vomissement depuis la veille; nausées plusieurs fois la nuit.

Ascite très-nette. On ne trouve rien à l'épigastre, ni rénitence, ni tumeur. Foie normal. Rien au cœur ni aux poumons.

Jambes œdématiées. Peau sèche, froide aux extrémités, comme terreuse, un peu grisâtre, mais n'est pas jaune-paille. Pouls petit, mou, à 120.

8 février. L'œdème a augmenté et remonte sur les parois abdominales. 2 vomissements muqueux et bilieux dans la journée. Affaiblissement plus grand, subdélirium la nuit.

Mort à 6 heures du soir.

Autopsie. — Infiltration séreuse des membres inférieurs, du scrotum, de la paroi abdominale. Amaigrissement de la moitié supérieure du corps, 12, 15 litres de liquide citrin dans le péritoine.

Foie normal. Estomac petit, ferme, presentant à peine un diamètre de 16 centimètres. L'épiploon gastro-splénique est masqué par des fausses membranes fortes, adhérentes, blanc jaunâtre. En détruisant ces adhérences, on trouve un foyer purulent, gros comme un œuf de poule, situé entre l'épiploon, la grosse tubérosité et la rate, L'estomac adhère solidement au pancréas par des fausses membranes épaisses, blanc jaunâtres, qui enveloppent la glande d'un réseau résistant. Le tout forme une masse appliquée sur la colonne vertébrale, et qui ne se détache que par des tractions énergiques.

La muqueuse de l'estomac, rouge par places, dans la région cardiaque, présente près du pylore trois séries mamelonnées du volume d'un haricot, qui paraissent s'opposer à l'occlusion complète de la valvule pylorique. Toute la portion cardiaque gauche est à peine hypertrophiée. L'augmentation de volume progresse rapidement à droite (7 mm. à la partie moyenne, 15 au niveau du pylore). Le tissu épaissi est induré et crie sous le scalpel. Au microscope, on trouve, dans la tunique musculeuse surtout, du cancer infiltré avec des éléments fibro-plastiques. La *muqueuse était saine* (examen microscopique fait par Heurtaux).

Ici, l'ascite semble avoir été plutôt une ascite par compression de la veine cave. Signalons aussi, en passant, l'intégrité de la tunique muqueuse dans le cas actuel. Nous reviendrons sur ce point important (2e partie).

CHAPITRE VI.

FORME THORACIQUE.

Le cancer latent de l'estomac a été pris souvent pour une maladie chronique des poumons, quelquefois pour de la bronchite seule, presque toujours pour de la tuberculose. On peut considérer quatre cas différents dans cette forme thoracique.

1er *Cas.* — On croit simplement à une phthisie avancée, et à l'autopsie on ne trouve rien dans les poumons, mais on découvre un cancer de l'estomac.

2e *Cas.* — On croit à de la phthisie pulmonaire, et en effet il y a une lésion pulmonaire, mais qui n'est pas de la tuberculose, et on n'a pas songé au cancer de l'estomac.

3e *Cas.* — On a devant soi une affection pulmonaire grave, qu'on suppose être une phthisie aiguë ou une congestion généralisée, et on ne trouve à l'autopsie qu'un cancer de l'estomac, avec lymphangite cancéreuse consécutive dans les poumons.

4e *Cas.* — On diagnostique une phthisie pulmonaire, qui est réelle, et on ne voit pas le cancer de l'estomac qui existe en même temps, et dont la cachexie se confond avec celle de la tuberculose. En un mot, ce sont les faits, bien démontrés depuis Lebert, de coïncidence de la tuberculose et du cancer.

I.

Dans un premier cas, avons-nous dit, on croit à une tuberculose pulmonaire, et il n'y a rien dans les poumons. C'est simplement faute d'un examen complet, ou en interprétant mal des signes stéthoscopiques peu importants, que l'on diagnostique une tuberculose. Cette erreur est d'autant plus facile à commettre, que, tout le monde le sait, beaucoup de malades sont plus phthisiques que tuberculeux, ou, en d'autres termes, sont plus épuisés, plus cachectisés que ne le ferait supposer le peu de gravité des lésions pulmonaires. Souvent même on n'entend presque rien à l'auscultation. Les tubercules restent à l'état de lésion sourde. Il y a, en un mot, une tuberculose latente comme il existe un cancer latent, et il est parfois fort difficile de diagnostiquer ces deux affections l'une de l'autre.

Nous pensions donner ici une observation assez curieuse dans laquelle cette erreur fut commise; mais, ayant rencontré l'observation suivante, dans laquelle l'erreur fut évitée, nous avons préféré insérer cette dernière, parce qu'elle nous semble bien plus instructive.

Rappelons cependant l'observation XXI, dans laquelle M. Barth, ayant diagnostiqué une péritonite tuberculeuse, parce qu'il existait des râles sous-crépitants au sommet, ne trouva, à l'autopsie, qu'une légère dilatation bronchique avec un cancer de l'estomac, dont il ne s'était pas douté.

Dans l'observation suivante, la malade présente tout à fait l'aspect d'une tuberculeuse; son médecin, M. Bucquoy, ne trouvant rien d'appréciable dans les poumons, chercha du côté de l'estomac, et, malgré l'absence de presque tous les symptômes classiques du cancer de l'estomac, il posa dès le premier jour le diagnostic de cancer stomacal, en s'appuyant sur l'état cachectique, qui ne répondait pas aux lésions observées dans les poumons.

Observation XXV.

(Extraite de la thèse Loiseaux, déjà citée.)

La nommée Jeanne Bulch, tapissière, entre, le 18 avril 1874, à Cochin, service de M. Bucquoy. Bonne santé jusqu'à ces dernières années. Cependant, la guerre de 1870 lui imposa de grandes privations qui altérèrent sa santé. Dès lors, elle commença à maigrir, s'enrhuma facilement l'hiver, mais elle allait mieux l'été.

Au commencement de ce dernier hiver, elle tousse et crache davantage, maigrit beaucoup, rend souvent des glaires le matin. Constipation habituelle.

Digestions bonnes. Pas de douleurs d'estomac. Elle vomit de temps en temps les aliments qu'elle vient de prendre mêlés de quelques glaires. Enfin, un mois avant son entrée à l'hôpital, les jambes, les mains, la face s'œdématient (anasarque).

Quand elle entre le 19 avril, elle présente un aspect misérable. Facies pâle et décoloré; légère bouffissure. Tout le corps est d'une maigreur extrême; *son aspect est celui d'une phthisie avancée.* Les urines ne contiennent pas d'albumine. Œdème généralisé des jambes et des bras. La malade se plaint beaucoup de la poitrine, mais on ne trouve rien à la percussion ni à l'auscultation. Rien au cœur.

A l'épigastre, légère sensibilité à la pression, mais pas de tuméfaction. Mise au régime lacté, la malade ne vomit pas, mais rend toujours quelques glaires après l'ingestion des premières cuillerées.

1er mai. La diarrhée remplace la constipation.

Le 2. Mort.

Autopsie. — Cancer embrassant les deux tiers de la petite courbure et la moitié des faces antérieure et postérieure. Il comprend le cardia et s'étend jusqu'au pylore qui est considérablement rétréci. C'est non une tumeur, mais une surface végétante, grisâtre, régulièrement mamelonnée, s'élevant au-dessus de la muqueuse de 1 cent. et demi, et se terminant par un bord arrondi et festonné. La muqueuse est ulcérée à sa surface. Epaississement notable du tissu sous-muqueux qui est devenu résistant et crie sous le scalpel.

Ainsi, tout conduisait au diagnostic de tuberculose latente. La malade s'enrhume facilement l'hiver, tousse beaucoup, surtout depuis quelques mois, se plaint de sa poitrine, présente l'aspect d'une tuberculeuse, et cependant il n'y a rien dans les poumons. Les digestions sont bonnes, elle n'a pas de douleurs à l'estomac et présente seulement quelques vomissements glaireux. Enfin, un état cachectique avancé vint à lui seul, par sa discordance avec l'état de la poitrine, mettre sur la voie du diagnostic. On verra, dans l'observation XXVII, que dans un cas analogue, le médecin diagnostiqua simplement une granulose disséminée, parce qu'il avait trouvé quelques signes obscurs au sommet gauche. On ne saurait donc trop apprécier la sagacité du médecin de Cochin, qui sut deviner le cancer de l'estomac, malgré l'absence des signes habituels de cette maladie, et quand tous les symptômes étaient en faveur d'une tuberculose latente.

II

Dans une seconde variété de faits, il y a dans la poitrine une lésion suffisante pour expliquer l'état cachectique; mais ce n'est pas, comme on le croyait, de la tuberculose, et on méconnaît d'autre part le cancer de l'estomac.

Voici d'abord un premier fait dans lequel il n'y avait que de la bronchite chronique en apparence; rien n'indiquait le cancer de l'estomac.

Observation XXVI.

(Société anatomique, 1865, p. 255).

M. Prevost communique l'observation suivante :

Marie Vougard, âgée de 79 ans, morte le 19 avril 1865, salle Saint-Denis, n° 22. Cette malade entre pour une bronchite intense avec expectoration abondante, râles sonores et sous-crépitants disséminés dans les deux poumons et aux sommets. Crachats purulents abondants, mais jamais de vomissements. La malade s'affaiblit graduellement, la toux augmente. Elle maigrit, mange peu et succombe dans un véritable marasme le 19 avril.

Autopsie. Dilatations bronchiques aux sommets des deux poumons. A l'estomac sur la face antérieure, à deux travers de doigts du cardia, vaste perforation grande presque comme la paume de la main, ayant pour fond le lobe du foie qui remplaçait la paroi stomacale détruite, et adhérait aux bord de l'ulcération. Cette ulcération correspond à une vaste dégénérescence carcinomateuse. La muqueuse stomacale épaissie offre des végétations ramollies et réduites presque partout à un vrai putrilage. Cette altération a envahi une grande partie du cul-de-sac de l'estomac, les faces antérieure et postérieure de la petite courbure dans le tiers environ de l'étendue de l'organe. Orifices cardiaque et pylorique normaux ainsi que la grande courbure.

Au microscope on constate une prolifération considérable des noyaux dans le tissu altéré ; mais on n'y remarque pas de cellules. Quant aux végétations, elles sont formées d'un véritable putrilage, sans structure distincte et ne contiennent pas de noyaux.

Observation XXVII (Résumée).

(Publiée dans une leçon de Béhier. Union médicale, 1874).

X..., 42 ans, homme de peine, entre le 24 octobre 1873, salle Sainte-Jeanne à l'Hôtel-Dieu, service de M. Béhier. Il est d'une constitution grêle. Pleurésie droite il y a deux ans et demi. Il y a trois mois, douleur violente et œdème considérable dans la jambe gauche ; depuis quelques mois déjà, il maigrissait, son teint était devenu jaune. Digestions bonnes. Sa mère vit encore ; son père est mort d'une affection de poitrine.

A son entrée, son aspect est franchement cachectique. Teint pâle blafard, amaigrissement très-prononcé, anémie extrême. Il ne se plaint que de la jambe qui est en effet atteinte de phlegmatia alba dolens. Il n'y a pas d'ascite, rien dans les urines, pas de tuméfaction appréciable à l'épigastre. Langue humide ; il mange peu, mais digère bien, jamais de vomissements ni d'aigreurs ; pas de diarrhée habituellement.

Le malade ne tousse et ne crache pas. Au sommet droit, en avant, légère submatité et expiration prolongée. Mêmes signes, mais plus accusés dans la fosse sus-épineuse droite. On entend même une fois une crépitation fine et sèche. Résonnance notablement exagérée de la voix. Cœur normal. Pouls à 100, T. A. 38°2.

Dès l'entrée du malade, on fut frappé de la discordance qui existait entre l'état cachectique et le peu d'intensité de la lésion pulmonaire. On le crut atteint de *tuberculose granuleuse.*

Le 10 novembre, le malade étant désigné pour Vincennes, vomit son repas En même temps on remarqua que la pâleur de son teint tirait sur le jaune. M. Béhier, qui était en vacances, reprend son service le 11. Il explore soigneusement l'abdomen et découvre dans la région épigastrique à deux travers de doigt de la ligne blanche un peu au-dessous des fausses côtes, une tumeur assez voisine de la paroi abdominale, à contours arrondis assez nets, du diamètre d'une noix, donnant la sensation d'une plaque plutôt que d'une masse globuleuse. Jamais le malade n'a souffert de l'estomac ; jamais de tiraillements, de régurgitations ni d'aigreurs ; jamais de vomissements noirs ni de melœna. Le vomissement du matin paraît tout à fait fortuit.

La tumeur est indolente, mobile, remontant parfois sous les fausses côtes d'où une secousse de toux la fait redescendre.

Selles normales. Une par jour.

15 novembre. La jambe droite se prend à son tour de phlegmatia. Pas de vomissements. Digestions bonnes.

Le 27. Le malade dit qu'il ressent un peu de pesanteur après ses repas. Du reste pas d'aigreurs, de nausées, d'anorexie. La peau est franchement jaune paille.

2 décembre, même état.

La lésion pulmonaire soupçonnée ne fait aucun progrès et reste même *presque douteuse.*

Nous n'insisterons pas sur le grand intérêt que présente cette observation, surtout à cause des difficultés extrêmes qu'a offertes le diagnostic au début. On diagnostique une tuberculose, et il n'y a probablement rien dans les poumons. Aucun symptôme du côté de l'estomac, sauf la tumeur qui ne fut découverte qu'assez tard.

Le premier point qui mérite d'être signalé, dit M. Béhier (1), c'est l'état du malade à son entrée à l'hôpital et le développement de la tumeur. Malgré un examen attentif, rien ne pouvait révéler l'existence de la tumeur stomacale. Le malade était admis à cause de sa cachexie et de son œdème. On pouvait croire à une tuberculose disséminée, à cause de son ancienne pleurésie. Cependant le peu d'étendue des lésions pulmonaires expliquait difficilement l'intensité de l'œdème.

M. Béhier insiste ensuite sur la difficulté de reconnaître

(1) Dans la leçon qu'il fit à l'occasion de ce malade et qui fut ensuite résumée dans l'Union médicale, 1874.

la tumeur quand elle est petite, mobile, et qu'elle fuit sous la pression pour aller se cacher derrière le foie ou les fausses côtes gauches. C'était le cas ici. Enfin, il n'ose se prononcer sur la nature de la lésion pulmonaire ; si la malade avait eu des tubercules au moment de son entrée, ils seraient ramollis aujourd'hui. C'étaient peut-être des noyaux cancéreux.

Dans l'observation suivante, l'erreur de diagnostic eut pour cause une complication bien bizarre et bien imprévue du cancer de l'estomac. On crut à un pneumothorax gauche, et il existait simplement un kyste contenant des gaz et communiquant avec l'estomac.

Observation XXVIII (Résumée).

(Société anatomique, 1850, page 50).

M. Ribes fils raconte le fait suivant :

Le nommé Camus, âgé de 61 ans, entra à l'infirmerie le 7 août 1829. Il éprouvait des douleurs à l'épigastre, le pouls était petit, la langue naturelle, le visage pâle, les jambes légèrement œdématiées. Anorexie, digestions lentes, pas de vomissements ; selles régulières, cœur normal,

Les jours suivants, il ressent quelques douleurs dans la région du côlon transverse ; la région épigastrique se météorise ; constipation opiniâtre. L'estomac fait saillie à travers les parois abdominales et forme une tuméfaction séparée du reste de l'abdomen par un sillon transversal.

Douleurs épigastriques. La poitrine paraissait plus dilatée à gauche, et de ce côté la respiration s'entendait moins bien. Battements du cœur obscurs ; pouls lent ; dyspnée, pas de hoquet ; appétit diminué. On supposa une tympanite de l'estomac avec *pneumothorax gauche.* A partir du 21, diarrhée colliquative abondante. L'œdème se généralise, gagne le bras gauche, la face. Enfin syncope mortelle.

Autopsie. — En ouvrant l'abdomen, on vit un sac membraneux placé transversalement dans la région épigastrique, devant l'estomac auquel il était uni, contenant des gaz, un liquide sero-purulent, et des débris de fausses membranes. L'estomac, petit, refoulé vers la colonne vertébrale, présentait une tumeur circulaire de quatre pouces de diamètre, placée sur la grande courbure à quatre pouces du cardia ; la surface était inégale, mamelonnée, ulcérée en quelques points, gangrenée dans d'autres. C'était une tumeur encéphaloïde. Au côté droit de l'orifice cardiaque se trouvaient plusieurs fossettes dont l'une perforée communiquait avec le kyste. Quelques fausses membranes et un peu de sérosité purulente dans le péritoine.

Nous n'insisterons pas sur ce fait, que nous n'avons reproduit qu'à cause de sa bizarrerie. Remarquons seulement à quelles singulières erreurs de diagnostic peut donner lieu le cancer latent de l'estomac quand il se complique, comme dans le cas actnel, de lésions aussi exceptionnelles.

Observation XXIX.

(Lue par M. Blachez à la Société médicale des hôpitaux, 10 avril 1874).

Un malade âgé de 61 ans entre le 31 mars 1874 dans le service de M. Blachez à l'hôpital Saint-Antoine. C'était un homme de peine ; il est très-fatigué, anémique, et manque simplement d'appétit, sans vomissement ni souffrance aucune du côté de l'estomac. On constate chez lui tous les signes d'une *bronchite avec emphysème* pulmonaire, et il existe des râles humides aux deux bases.

Le 4 avril, se sentant mieux, le malade descend au jardin dans l'après-midi' mais à quatre heures il se hâte de regagner son lit ; le soir l'interne le trouve ayant vomi, les extrémités glacées, le tronc brûlant, la température au-dessus de 40°. Le lendemain on constate une lymphangite du membre inférieur droit, ayant pour point de départ un ulcère variquenx presque cicatrisé de la jambe. Le malade succombe quelques jours plus tard avec un gonflement œdémateux de la main gauche et présentant les symptômes de l'infection purulente.

On trouva à l'autopsie les lésions de l'infection purulente ; et en outre dans l'estomac, une lésion non soupçonnée pendant la vie : c'est un cancer ulcéré de la largeur d'un œuf de pigeon, n'intéressant ni le pylore ni le cardia.

Ce cancer ulcéré ne s'est traduit pendant la vie que par un peu d'anorexie, et encore la perte d'appétit pouvait-elle s'expliquer par la bronchite chronique, de sorte que, en définitive, le cancer était absolument latent. Nous aurions pu joindre ce fait aux six qui composent le premier chapitre; nous avons préféré le mettre à cette place, à cause de la bronchite chronique qui masquait complétement la lésion viscérale.

III

Dans cette troisième variété de faits, le cancer de l'estomac a pour conséquence une angioleucite cancéreuse des poumons, qui se traduit aussitôt par des symptômes graves, la cyanose, la dyspnée, et domine la scène pathologique, de sorte que le cancer de l'estomac passe inaperçu. C'est pourtant l'estomac qui, en général, est le point de départ du cancer pulmonaire ; mais comment expliquer l'extension de la maladie vers les poumons? Il y a, à cet égard, deux hypothèses en présence.

L'une qui admét un simple phénomène de propagation, comme celui des lymphangites cutanées, qui s'étendent d'une tumeur du sein aux ganglions de l'aisselle. La cavité pleurale (étant admise la communication des séreuses avec le système lymphatique) reçoit à un moment donné, par la circulation lymphatique, des matériaux infectieux provenant soit du foyer primitif, soit des noyaux secondaires situés au voisinage de la cage thoracique. Ces matériaux, pénétrant par absorption dans les lymphatiques du poumon, détermineraient d'abord une lymphangite cancéreuse superficielle et bientôt après une lymphangite profonde.

Dans la seconde hypothèse, il se formerait primitivement dans les poumons des noyaux cancéreux, dus au transport par la circulation sanguine des produits infectieux venant du foyer primitif de la maladie. La lymphangite cancéreuse se développerait au contact de ces noyaux cancéreux, car il est à peu près certain que les lymphatiques communiquent directement avec les alvéoles pulmonaires, siége de ces noyaux cancéreux.

La lymphangite cancéreuse du poumon a toujours été une surprise d'amphithéâtre, et il serait téméraire de vouloir la diagnostiquer. Peut-être sera-t-il permis d'en soupçonner l'existence quand on verra survenir de la dyspnée progressive, une asphyxie lente, de la toux sans signes locaux bien nets, chez un malade atteint de cancer stomacal.

La lymphangite cancéreuse des poumons a fait le sujet d'abord d'un Mémoire de M. Maurice Raynaud, lu à la Société médicale des hôpitaux et reproduit dans l'*Union médicale* (1874, nos 35 et 36), Mémoire ayant pour point de départ une observation très-curieuse, comme exemple de cancer latent, et que nous résumons plus loin. Puis il s'est élevé plusieurs discussions sur le même sujet à la Société anatomique. Enfin, la thèse de Troisier (*Recherches sur la lymphangite pulmonaire*, 1874) a résumé ce qu'on avait publié précédemment. C'est à cette thèse que nous avons emprunté les détails qui précèdent sur l'angioleucite cancéreuse, et que nous empruntons encore une observation de cancer latent.

Observation XXX (Résumée).

(In Mémoire sur l'angioleucite cancéreuse, par M. Maurice Raynaud, Union médicale, 1874).

Le nommé V..., âgé de 35 ans, contracta pendant la guerre une bronchite qui ne se dissipa jamais complètement. Il eut des sueurs nocturnes, maigrit, perdit ses forces. Des vomissements répétés vinrent, à une époque qu'il ne peut préciser, augmenter sa faiblesse. Depuis quinze jours ces vomissements sont à peu près quotidiens. Ils ne se produisent pas à heure fixe et ne semblent pas provoqués par la toux A son entrée à l'hôpital, 10 octobre 1872, cet homme es maigre, très affaibli. abattu ; il a la figure anxieuse. Sa respiration est pénible et rapide ; il tousse et rend des crachats muqueux. Sa poitrine est sonore dans toute son étendue. Il y a encore quelques râles sous-crépitants fins dans le poumon gauche en arrière.

Langue blanche, appétit nul. Constipation. Pouls, 100, T° 38°.

10. Oppression extrême, un peu de cyanose des lèvres ; traits altérés, rien au cœur, au foie, à la rate ; rien dans les urines, constipation. Pouls rapide, petit, un peu inégal, 140; T° 36°8.

Soir, 148, 36°6.

19. L'asphyxie s'accentue de plus en plus. A gauche dans le 1[3 supérieur, en arrière et à droite en avant, submatité et [râles crépitants fins, inspiratoires. Pouls filiforme, dépressible, 148, 36°8. Le malade ne prend plus aucune nourriture et ne vomit pas. Mort par asphyxie croissante le 20 au soir à quatre heures.

Autopsie. — Poumons emphysémateux. Leur surface presque tout entière est recouverte de lymphatiques dilatés, variqueux, comme injectés de matière blanche. Sur les coupes on retrouve les mêmes vaisseaux, au moins aussi abondants qu'à la surface du poumon. Une partie des ganglions bronchiques a l'aspect normal ; quelques-uns sont tuméfiés et offrent la consistance et la couleur de la matière cancéreuse. Le canal thoracique est gorgé de lymphe ; on ne trouve aucune tumeur qui le comprime. Les ganglions voisins de l'estomac et surtout de la petite courbure sont gros et mous. Leur coupe a l'aspect de l'encéphaloïde. L'estomac présente dans sa moitié droite, depuis le pylore qui est libre jusque vers le milieu de l'organe, une tumeur de trois centimètres d'épaisseur, lisse, aplatie, non ulcérée. Son tissu ne crie pas sous le scalpel et n'offre pas de suc par le raclage. Au microscope, on reconnaît que cette tumeur est formée de tissu conjonctif présentant à sa surface péritonéale de très-petits noyaux cancéreux.

On aura remarqué sans doute que, dans le cours de l'observation précédente, les mots *cancer de l'estomac* ne sont pas prononcés une seule fois pendant la vie. Comment, en effet, songer à un cancer de l'estomac, quand tous les symptômes, sauf l'anorexie et les vomissements antérieurs, attiraient l'attention du côté de la poitrine?

Une autre chose à noter dans la même observation, c'est le désaccord qui existe entre le pouls d'une part, qui oscille entre 120 et 140, la dyspnée qui est extrême, et, d'autre part, la température qui reste à 36° et quelques dixièmes. La non-élévation de la température permettrait d'écarter de suite toutes les maladies inflammatoires du poumon, mais serait loin de suffire pour faire reconnaître l'angioleucite cancéreuse.

Observation XXXI (Résumée).

(Tirée de la thèse de Troisier, 1874).

Jacques Louis, 47 ans, étameur, entre à la Pitié, salle St-Raphaël, n° 16, service de M. Vulpian, le 12 novembre 1873.

En 1870, il a eu une pleuro-pneumonie à droite, et plusieurs accidents d'intoxication saturnine.

Il revint le 16 janvier 1873, affaibli, amaigri, les jambes enflées, et avec un peu d'ascite. Rien dans la poitrine.

Il sort le 22 février, amélioré, et rentre le 24 juillet 1873. Il a des vomissements aussitôt après avoir mangé, Pas de tumeur à l'épigastre ; constipation, urines normales. Exeat le 12 août en bon état.

Il rentre le 12 novembre. Il éprouve depuis quelques temps une faiblesse croissante. Etouffements continuels ; toux fréquente et douloureuse. Expectoration abondante de crachats muqueux.

Submatité ; douleur à la percussion et souffle bronchique aux deux sommets, en avant et en arrière. Râles sous-crépitants aux bases. De temps en temps, douleurs dans l'abdomen. Pression douloureuse à l'épigastre ; appétit diminué ; pas de vomissements pendant ce long séjour. Pendant les 10-12 derniers jours de la vie, dyspnée considérable, face un peu cyanosée. Râles vibrants et muqueux, dont le nombre ne paraît pas en rapport avec l'intensité de la dyspnée. Crachats visqueux, transparents, peu abondants ; anasarque et teinte plombée de la peau. Pas d'albumine, sueurs nocturnes, fièvre modérée.

Mort le 12 décembre. Autopsie. La petite courbure est le siége d'une induration qui s'étend sur les parois antérieure et postérieure, en s'atténuant insensiblement et dont l'épaisseur vers le point central est de deux centimètres. Du côté de la muqueuse, il existe une plaque saillante de quelques milimètres, mollasse, bosselée, sans ulcérations ni ecchymoses. Elle présente les dimensions de la paume de la main, et s'étend du pylore qui est respecté à 4-5 centimètres du cardia. Au microscope, on reconnaît un carcinome vrai (tissu alvéolaire à contenu cellulaire.)

Les ganglions qui embrassent la petite courbure sont hypertrophiés et tiennent à l'estomac par les vaisseaux lymphatiques bourrés de matière caséeuse jaunâtre. Les ganglions préaortiques, ceux qui entourent le tronc cœliaque, sont également altérés et forment une masse qui adhère aux organes voisins, en englobant la tête du pancréas qui est également infiltrée de cancer.

Foie, rate, reins normaux.

Aux poumons, réseaux lymphatiques superficiels et profonds. Les poumons, très-vascularisés sont infiltrés de noyaux cancéreux. Ganglions bronchiques et trachéaux cancéreux.

Revenons sur quelques points intéressants de cette observation. A sa première visite (16 janvier) cet homme ne présentait que de l'affaiblissement général, de l'amaigrissement, avec un peu d'œdème des membres inférieurs.

Il revient le 24 juillet avec des vomissements et de la constipation. Enfin, le 12 novembre, n'ayant plus qu'une faiblesse de plus en plus grande et des accidents thoracicіques paraissant se rattacher tout d'abord à une phthisie rapide; mais il n'a plus de vomissements, il éprouve seulement quelques douleurs à l'épigastre, de l'anorexie, et il meurt sans autres symptômes gastriques. On voit combien tous ces symptômes sont mal accusés, avec quelle rapidité ils s'atténuent et disparaissent, et comme aussi le diagnostic eût été bien plus difficile encore si on n'avait observé le malade qu'à partir des derniers accidents thoraciques. Il semble que la complication pulmonaire ait fait taire les signes déjà si peu prononcés du cancer stomacal, et cela nous explique pourquoi le cancer est si souvent latent quand il coexiste avec une autre maladie.

Dans les deux faits qui précèdent, les malades ont présenté une dyspnée très-grande et une cyanose très-marquée. Ces deux symptômes n'existaient pas dans l'observation suivante, sans doute parce qu'il n'y avait pas cette fois de lymphangite cancéreuse, mais seulement des noyaux cancéreux.

Observation XXXII.

(Société anatomique, 1876).

M. Cruveilhier présente un cancer provenant d'un homme qui avait été porté à la Charité dans un état de cachexie avancée. *Nous l'avons cru phthisique*, ajoute M. Cruveilhier. On entendait des râles crépitants à grosses bulles dans toute l'étendue du poumon, Avant la mort, nous avons constaté un cancer du foie et nous avons pensé qu'il y avait coïncidence des deux maladies. A l'autopsie, nous avons trouvé le poumon farci de petits noyaux cancéreux. Le sommet offrait quelques traces d'anciens tubercules. Les noyaux cancéreux du poumon, comme ceux du foie, présentaient la forme en godet. L'estomac était aussi cancéreux dans la région pylorique. Le cancer de l'estomac était, sans aucun doute, le point de départ de la maladie.

Ainsi, dans cette observation, le cancer pylorique n'avait donné lieu à aucun symptôme autre que la cachexie ; et cette cachexie elle-même ressemblait absolument à celle qu'on observe dans la tuberculose, puisque M. Cruveilhier a pris le malade pour un phthisique. Il y avait en outre des noyaux cancéreux pulmonaires dont les symptômes locaux étaient à peu près ceux de la tuberculose, de sorte que cet homme avait complètement la physionomie d'un tuberculeux, bien qu'il n'eût dans la poitrine que des traces d'anciens tubercules.

En résumé, le cancer de l'estomac peut, d'après des travaux récents dont nous venons de parler, se compliquer tantôt de lymphangite pulmonaire cancéreuse, tantôt de noyaux cancéreux dans les poumons.

Pourtant, hâtons-nous d'ajouter que des faits de lymphangite pulmonaire cancéreuse avaient déjà été observés il y a trente ans. Notre excellent maître, M. Hillairet, alors qu'il était chef de clinique de Bouillaud à la Charité, en 1847, a recueilli deux observations de lymphangites cancéreuses pulmonaires consécutives à des cancers de l'estomac. Les malades avaient également de la dyspnée, mais pas de cyanose. L'examen histologique, fait par Lebert, avait montré non un épaississement ni une altération quelconque des parois des vaisseaux lymphatiques, mais une simple infiltration de matière cancéreuse à travers les lymphatiques pulmonaires et mésentériques. (*Union médicale*, 1874, p. 722, 736.)

IV.

Enfin, dans un quatrième groupe de faits, on n'a pas reconnu le cancer stomacal, parce qu'il existait en même temps une tuberculose pulmonaire franche, dont la présence suffisait pour expliquer tous les symptômes. Nous n'avons pas cru nécessaire de reproduire ici, comme exemple de cette erreur de diagnostic ou plutôt de ce diagnostic incomplet, quelques observations que nous avons trouvées dans les Bulletins de la Société anatomique. Cette erreur est signalée partout, et nous préférons insister sur des faits moins connus et par conséquent plus intéressants

CHAPITRE VII.

FORME CARDIAQUE.

Ici encore il faut distinguer les faits dans lesquels il y avait lésion cardiaque réelle de ceux dans lesquels elle n'etait qu'apparente. Dans le premier cas évidemment, le diagnostic est beaucoup plus difficile puisqu'on trouve une maladie qui explique la cachexie sans qu'on ait besoin de rechercher une autre cause. C'est le cas de la première des observations suivantes. La malade qui en fait le sujet avait trois maladies à la fois : une altération des valvules mitrale et tricuspide; une bronchite emphysémateuse; un cancer de l'estomac et du cæcum. Les deux premières affections avaient été diagnostiquées; la troisième était passée complètement inaperçue, car elle n'avait déterminé aucun symptôme spécial. La seconde observation est plus intéressante encore; le malade, atteint de cancer latent, a une péricardite purulente secondaire et succombe; on trouve, à l'autopsie, la lésion stomacale et des plaques cancéreuses intermédiaires entre l'estomac et le péricarde, qui expliquant la péricardite. Dans la troisième et la quatrième observation, provenant du service de M. Potain, les malades présentaient des symptômes obscurs d'affection cardiaque, et on ne trouva à l'autopsie que des cancers de l'estomac. Enfin, dans la cinquième observation, l'affection cardiaque était purement imaginaire.

Observation XXXIII.

(Empruntée à la thèse de M. Loiseaux).

La femme Parisot, âgée de 78 ans, est observée pour la première fois par M. Vulpian, en décembre 1867. Elle présentait alors une grande faiblesse générale et toussait. Elle porte, depuis vingt ans, une hernie ombilicale qui rentre bien sous le bandage et n'a jamais causé d'accidents. — Elle rentre le 12 février 1868, se disant malade depuis huit jours, avec des frissonnements, un rhume plus intense et une recrudescence de la diarrhée qu'elle avait depuis quelque temps. Envies de vomir, mais pas de vomissements. Digestions difficiles, perte d'appétit, langue sale, douleur thoracique à gauche. T. 38°,4 ; respiration, 24. Pouls, 92, assez fort, irrégulier. Râles de bronchite dans les poumons et au sommet gauche. En arrière un peu d'enphysème. Urines normales. Sortie, le 4 mars, elle rentre un an après (1869). La diarrhée est continuelle depuis le mois dernier, avec 2, 4, 6 selles par jour. Très-souvent, frissons et céphalalgie. Toux plus fréquente depuis six mois.

13 mars. Elle se plaint de douleurs dans les aines et on constate un œdème considérable des membres inférieurs. Respiration un peu soufflante et rude avec dyspnée. La malade tousse beaucoup.

14 mars. Les bras sont enflés. La malade raconte que, depuis trente ans, elle a habituellement les jambes enflées ; mais ce gonflement disparaissait par le repos. Palpitations depuis vingt ans, et oppression depuis deux mois. L'impulsion du cœur est énergique. Battements irréguliers ; souvent deux palpitations coup sur coup ; souffle systolique à la pointe ; à la base, souffle moins intense. Le diagnostic est : *insuffisance mitrale*. Urines normales.

4 juillet. Dyspnée extrême. Pouls très-faible, très-irrégulier ; l'œdème des membres supérieurs existe encore.

Autopsie, 8 juillet. — 2 litres de liquide dans la plèvre. Pas d'altération des poumons. Endocardite chronique de la tricuspide et de la mitrale : la valve antérieure de la mitrale est très-altérée.

Estomac. — A la partie moyenne de la petite courbure existent deux ulcérations : l'une grande comme une pièce de 2 francs, l'autre comme une pièce de 50 centimes. Leurs surfaces sont inégales, grisâtres. Elle reposent sur une base saillante. En les incisant, on trouve au-dessous une couche de tissu dur, criant sous le scalpel, légèrement translucide et bleuâtre, de 1 centimètre d'épaisseur environ.

Cancer du cæcum. Ulcération occupant toute la périphérie du cæcum, et haute de 8 centimètres environ. Ganglions dn mésentère très-tuméfiés et cancéreux. L'un d'eux comprime la veine cave inférieure, très-aplatie à ce niveau.

Cette lésion du cæcum explique la diarrhée ; la compression de la veine cave nous rend compte de l'œdème des membres inférieurs. Il ne reste, comme symptôme de l'affection stomacale, que l'anorexie, la lenteur des digestions, et l'œdème cachectique des mains et des bras; mais l'affection cardiaque et la maladie pulmonaire auraient suffi, même prises isolément, pour déterminer ces symptômes, de sorte que, tout compte fait, le cancer de l'estomac était ici absolument latent, et nous comprenons ainsi comment un clinicien de la valeur de M. Vulpian, a pu ne pas se douter qu'il existât.

Observation XXXIV (Résumée).

(Société anatomique, 1876, par M. Mossé, interne provisoire).

Desb..., Constant, 56 ans, terrassier, entre le 19 juillet 1876 dans le service de M. Voillez à la Charité.

Depuis deux mois, l'appétit est diminué ; troubles digestifs, diarrhée fréquente. Pas de vomissements. La poitrine est bonne.

Etat actuel, 19 juillet. Le facies rappelle celui de la cachexie cardiaque, pommettes violacées, tranchant sur le fond jaunâtre de la peau. Affaissement général notable.

On trouve dans la poitrine des signes de bronchite avec emphysème. Au cœur, péricardite sèche d'abord, puis avec épanchement. Il survient une fièvre intense, du subdélirium ; la diarrhée persiste, mais il n'y a pas d'œdème des jambes. Enfin, la malade succomba brusquement à une syncope le 24 juillet.

Autopsie. — Péricardite purulente (500 grammes de liquide environ). Hypertrophie du cœur.

Estomac. — Cancer de la petite courbure et de la paroi postérieure, situé à une distance de 5 à 6 centimètres du pylore. A ce niveau, la muqueuse est ulcérée, couverte de détritus noirâtres. Dans le reste de son étendue, cette muqueuse est saine. Le cancer s'est propagé en arrière, au pancréas et au foie (partie postérieure du lobe gauche), puis au diaphragme, sur lequel on trouve immédiatement, au niveau de la lésion du foie, une large plaque ramollie et jaunâtre, traversant le centre phrénique et correspondant à une plaque analogue située dans la portion du péricarde adhérente au centre phrénique. Plus en dehors et à gauche, deuxième plaque semblable à la précédente, mais fort adhérente à la base du poumon gauche.

Ainsi, il y avait une relation évidente entre la masse carcinomateuse située au-dessous du diaphragme et le développement de la péricardite. L'examen histologique n'ayant pu être fait, on ne peut affirmer qu'il s'agisse là d'une péricardite cancéreuse par propagation plutôt que d'une inflammation due à une irritation de voisinage.

Cette observation, très-curieuse de notre excellent ami et collègue Mossé, nous semble appelée à jeter un nouveau jour, non-seulement sur les rapports des lésions cardiaques avec le cancer de l'estomac, mais encore sur les altérations secondaires qui surviennent dans les poumons, dans des circonstances analogues. Il y aurait propagation directe, par voie de contiguïté, du cancer de l'estomac au foie d'abord, puis au diaphragme et enfin au péricarde ou à la plèvre. Mais ici encore, on le voit, la lésion secondaire prime, comme manifestation symptomatique, la lésion primitive, qui passe inaperçue.

Observation XXXV.

Cancer latent de l'estomac complètement méconnu pendant la vie. Symptômes obscurs d'affection cardiaque. Infiltration des membres inférieurs ; dilatation du cœur sans lésions d'orifices ; péritonite subaiguë terminale et anurie. (Observation recueillie dans le service de M. Potain, à l'hôpital Necker, par M. Rendu, interne du service, en 1874).

Paul Perdrigé, 56 ans, marchand ambulant, entre, le 1er octobre 1874, à la salle Saint-Louis, n° 27. Homme gros, replet, ayant toujours joui d'une excelente santé. Il a été autrefois compositeur d'imprimerie et a eu plusieurs fois des coliques de plomb, mais jamais d'accidents saturnins graves. Il n'a, comme manifestation saturnine, qu'un lisèré gingival prononcé.

Début de son affection actuelle, il y a huit mois, par de la courbature, de la toux, de l'amaigrissement. Depuis, la toux a disparu, mais, il y a huit jours, est survenu l'œdème des jambes limité aux chevilles ; avant-hier, cet œdème était très-prononcé ; il y avait aussi de la boufflssure de la face et des membres. Actuellement, il ne reste plus qu'un léger œdème des jambes

Etat actuel. — *Facies cardiaque.* — Pâleur, teint blafard. Battements du cœur très-faibles, lents, réguliers en général ; pourtant, il y a quelques intermittences. A l'auscultation, aucun souffle, mais léger bruit de galop à la pointe et au premier temps et contractions avortées de temps en temps. Ce qui est caractéristique, c'est la lenteur des battements cardiaques et la faiblesse de l'impulsion (surcharge graisseuse).

Aucun trouble dans la circulation du cœur droit. Foie normal, peut-être un peu gros. Pas d'albuminurie. Urines claires et abondantes (2 litres et demi environ).

Quelques râles sibilants disséminés dans la poitrine.

Traitement. — 2 granules de digitaline par jour, v.q.q. Pendant les quinze premiers jours, aucune amélioration, peu d'urine, augmentation de l'œdème des jambes. On remplace les granules par l'infusion de digitale (0,50), qui amène une diurèse passagère, mais détermine vite des symptômes d'intolérance.

A partir du 25 octobre, 6 granules de bromure de camphre. Le pouls qui était à 110, petit et faible, tombe, le 26, à 100, le 27 à 90, le 28 à 80. Mais l'état général reste mauvais. Infiltration des jambes, anorexie, faiblesse ; battements cardiaques intermittents, irréguliers, impulsion du cœur très-faible. Urines normales.

Bruits du cœur sourds, mais pas de bruits anormaux surajoutés.

Même état pendant la première quinzaine de novembre. Le malade, avec le bromure de camphre, n'éprouve pas de dyspnée ; le pouls est calme et lent ; mais l'appétit est faible et presque nul ; le malade s'anémie ; ses jambes sont de plus en plus enflées.

22 novembre. Quelques intermittences cardiaques.

Aggravation notable à partir du début de décembre ; malgré les diurétiques, les toniques, l'œdème augmente, gagne le scrotum, les parois abdominales ; pas d'ascite appréciable. Même état du cœur et du pouls. Potion avec 3 gr. d'extrait de quinquina, 4 pillules de Vallet ; compresses locales de digitale, qui amènent une diminution de l'œdème.

20 décembre. Frisson assez fort, puis fièvre. Pouls très-petit. Urines moins abondantes (un demi-litre) et *albumineuses*.

Le 22. Affaiblissement croissant, adynamie ; anorexie absolue (potion cordiale).

Soir. Urine très-peu abondante (100 gr. à peine), haute en couleur, épaisse et bourbeuse; alubminurie très-prononcée. L'œdème des jambes a brusquement diminué ainsi que celui du scrotum; le tissu cellulaire sous-cutané est dur, comme scléromateux. Accroissement de la température générale; dyspnée, pouls petit, très-rapide (ventouses sèches sur les reins).

Le 23. Urines nulles; pouls absent; langue sèche, dyspnée, somnolence et anéantissement général. Contractions du cœur très-faibles; pas de délire ni de souffrances. Le nez s'effile, la température est basse, les extrémités se refroidissent.

Mort lente, sans agonie, le soir.

Autopsie. — Abdomen. Péritonite évidente; liquide peu abondant, trouble, manifestement purulent dans le petit bassin et au voisinage du mésentère, quelques fausses membranes molles; intestins rouges et congestionnés; la cause de cette péritonite est un cancer de l'estomac qui avait été complètement méconnu pendant la vie. Champignon mollasse, pulpeux, lobé, situé à la face postérieure de l'estomac, un peu au-dessous de la petite courbure, dans un point tout à fait inaccessible à l'exploration. Il commence à se ramollir et à s'ulcérer par sa face interne.

Le reste de l'estomac est sain; les ganglions ne sont pas très-tuméfiés. On ne trouve pas trace de lymphangite cancéreuse sous-diaphragmatique ou pleurale.

Foie gros, complètement graisseux. Cœur dilaté, surchargé de graisse. Couleur feuille morte des ventricules; dilatation et amincissement de leurs parois. Imbibition sanguine de l'endocarde. Oreillettes très-distendues ainsi que le ventricule droit. Aorte athéromateuse; incrustations calcaires au voisinage des artères coronaires ayant amené la dilatation de l'orifice des vaisseaux.

Reins anémiques de volume normal. Poumons emphysémateux, congestionnés. Pas de trace de tubercules ni de cancer à la coupe. Fibromes tuberculiformes à la surface pleurale.

L'anasarque s'accompagna ici, vers la fin de la maladie, d'albuminurie très-prononcée, contrairement à ce que nous avons dit plus haut. Mais il faut remarquer que l'apparition de l'albuminurie coïncida, dans le fait actuel, avec les premiers symptômes d'une péritonite ultime, et qu'il y a corrélation probable entre les deux manifestations morbides.

Observation XXXVI.

Epithéliome tubulé de l'estomac avec propagation au foie. Symptômes obscurs d'abord, simulant une affection cardiaque. Ascite. Anasarque limitée à la moitié inférieure du corps. Double ponction de l'abdomen. Disparition complète de l'œdème et de l'ascite. Mort dans le marasme. (Observation recueillie dans le service de M. Besnier, à l'hôpital Saint-Louis, par M. Rendu, interne du service).

Adolphe Constant, 45 ans, charretier, entre, le 28 avril, salle Saint-Léon, nº 43. C'est un homme très-vigoureux, ancien soldat, n'ayant jamais eu que des affections chirurgicales. Parfois cependant, quand le temps changeait, il ressentait quelques douleurs, mais jamais de rhumatisme articulaire. Ses parents ont vécu très-vieux. Sa mère vit encore ; sur 10 frères et sœurs, 6 sont encore vivants ; les 4 autres sont morts de maladies aiguës ou accidentelles. Habitudes alcooliques prononcées, sans se griser. Il boit tous les jours près de 3 litres de vin ; un verre d'eau-de-vie le matin.

Depuis près d'un an, quelques battements de cœur, essoufflement facile, puis, toux assez forte et bronchite. Cet état dure toute la fin de l'été et le commencement de l'hiver; les forces s'affaiblissent graduellement.

En février, les jambes ont commencé à enfler ; puis l'œdème a gagné les cuisses, le scrotum. Le 24 avril, à la suite d'une journée de travail (déchargement d'une charrette de bois), l'œdème prit tout à coup des proportions considérables et il dut s'arrêter. Il arriva trois jours après à l'hôpital.

Etat actuel. — Teint pâle, un peu jaune du visage ; amaigrissement prononcé (dégoût de la viande et du pain depuis trois ou quatre mois). Cependant, le corps est encore vigoureux et bien musclé. Les membres inférieurs, les cuisses, le scrotum sont œdématiés ; l'infiltration gagne les parois de l'abdomen et de la poitrine; pas de bouffissure de la face ni des membres supérieurs. Il existe un peu d'ascite ; le ventre est sonore dans toute son étendue, et un peu sensible du côté de la fosse iliaque droite.

Le cœur a peu d'impulsion ; il ne paraît pas très-hypertrophié ; pas de voussure ni de frémissement cataire; pas de dilatation des veines jugulaires. Très-léger souffle à la pointe. Pas d'altération du pouls.

Foie très-volumineux, sensible à la percussion, haut de 20 centimètres (là est peut-être la raison de l'ascite commençante).

Emphysème pulmonaire. Pas d'épanchement thoracique, pas d'albuminurie. On admet une induration de l'endocarde de la valvule mitrale et une dégénérescence du foie, cirrhose hypertrophique, liée à l'alcoolisme.

Les jours suivants, sous l'influence du repos, des diurétiques, des frictions avec la digitale et des toniques (v. q. q.), amélioration sensible ; l'œdème didiminue presque complètement ; mais l'état général reste mauvais. Inappétence complète; gêne respiratoire et râles, faiblesse considérable. 7 mai. Les douleurs persistent dans la région du foie qui est volumineux et sensible à la percussion. Vésicatoire, à la suite duquel se produit une cystite très-intense. On s'aperçoit, en outre, en l'examinant après la disparition de l'œdème, qu'il existe une série de petits lipômes symétriques aplatis, du volume d'un œuf de pigeon et attenant aux tissus profonds de la peau.

Persistance des mêmes symptômes pendant la fin de mai et pendant le mois de juin avec alternance d'œdème et d'amélioration passagère. Toujours la région hépatique jusqu'à la fosse iliaque est très-douloureuse; il y a des alternatives de diarrhée et de constipation. Le malade se cachectise considérablement. Il a les jambes et l'abdomen distendus par de l'anasarque; il a également un léger degré d'ascite. Pas d'albumine dans les urines, qui d'ailleurs sont riches en sédiments uratiques.

2 juillet, matin. Renvois aigres, vomissements alimentaires; puis le malade rend des matières noirâtres, mêlés de sang à demi digéré; dans l'après-midi, une première selle rutilante, puis 2 ou 3 selles de matières noires comme du goudron. Par l'examen du ventre, on trouve. dans la région hépatique une matité qui descend jusqu'à la fosse iliaque droite, et fait place à une sonorité hydro-aérique, preuve qu'il existe un peu d'ascite. En faisant tourner le malade sur le côté, on constate que le liquide se déplace. La région est très-douloureuse jusqu'à l'épigastre inclusivement. On sent à ce niveau un empâtement dffus qui semble être une tumeur et qui est fort douloureux. Ceci, joint aux symptômes dyspeptiques qui ont pris un grand développement, à l'anorexie complète pour la viande, aux alternatives de diarrhée et de constipation, fait songer à un cancer stomacal avec propagation au foie. Le malade n'est pourtant pas jaune, mais il a un œdème des jambes suspect. De plus, il faut éliminer du diagnostic l'idée d'une affection cardiaque, car l'auscultation n'indique rien, sauf un petit prolongement soufflant à la pointe. La matité hépatique s'explique peut-être par une propagation au foie. Le carcinôme serait en nappe, car les matières passent encore, quoique après chaque ingestion il y ait de la tympanite.

Le 5. Pas de vomissement nouveau, mais éructation nidoreuse. L'œdème gagne la paroi thoracique.

Le 10. L'œdème augmente ainsi que l'ascite, bien que le malade ait des sueurs profuses. Congestion pulmonaire caractérisée par des râles muqueux et sonores. Expectoration spumeuse abondante avec régurgitations glaireuses.

Soir. Une heure après l'ingestion d'un peu de soupe, accidents de dyspnée effroyable avec râle trachéal et sueurs profuses. Ventre très-tympanisé. Nausées, impossibilité de vomir à cause de la douleur. Immédiatement après une injection morphinée à l'hypogastre, vomissements alimentaires et glaireux.

Les accidents continuent et la dyspnée devenant permanente, on se décida à faire une ponction le 14 juillet. Elle donne 2 litres et demi de liquide citrin, très-pâle, analogue à du vin blanc, d'une densité faible (1009) et légèrement albumineux. Immédiatement près la ponction, . on sent un empâtement dans la région épigastrique, qui se continue dans la région du foie avec la matité de cet organe. Il n'est pas sûr que ce soit une tumeur stomacale.

Le lendemain, il s'est écoulé par la ponction plus de 2 litres de sérosité; le malade est soulagé, mais il est très-faible et tourmenté par les sueurs profuses. La dyspnée a disparu, les régurgitations persistent. La diarrhée un instant calmée recommence. Le malade maigrit et se cachectise (v. q. q.), julep-chloral. Lavement, 10 gouttes extrait de saturne.

Les jours suivants, persistance de l'écoulement du liquide par la ponction. La dyspnée et l'œdème des jambes s'améliorent, mais la faiblesse augmente et le malade ne mange plus. Cachexie croissante.

A partir du 22 juillet, l'orifice fistuleux ne laisse plus passer de liquide; les symptômes d'œdème et de dyspnée recommencent. Celle-ci devient telle qu'il faut faire une nouvelle ponction le 23 juillet. On retire 3 litres et demi de liquide analogue au premier. On constate de nouveau la tumeur faisant corps avec le foie et empiétant sur l'épigastre. Le diagnostic se circonscrit entre une *cirrhose hypertrophique* et un *cancer stomacal.*

Après cette ponction, le liquide ne se reproduit pas et l'œdème disparaît complètement, en même temps que la maigreur augmente et que les douleurs abdominales s'éteignent. Il a toujours de la diarrhée et ne peut garder presque aucun aliment.

Localement il garde toujours son empâtement de la région épigastrique sans qu'on puisse savoir si c'est le foie ou l'estomac qui est le siége de la tumeur. La circulation collatérale est peu développée.

Mort le 18 août, dans le marasme.

Autopsie le 19. —Abdomen retracté; un litre de liquide dans le petit bassin. — Pas de traces de péritonite générale. Le foie est volumineux et jaunâtre; l'estomac semble distendu, mais on ne voit pas de traces de tumeur, ni d'adhérences avec la paroi abdominale.

En soulevant les organes, on constate les dispositions suivantes. — L'estomac est intimement adhérent au foie, au pancréas et au côlon transverse par les épiploons; il adhère aussi en haut au diaphragme. — Tout s'est borné à de la péritonite locale, adhésive, sans propagation au voisinage.

L'estomac contient au moins deux litres de liquide noirâtre et sanguinolent, mêlé à des débris alimentaires. — Puis on aperçoit une tumeur en nappe très-étendue, occupant les 3[4 de sa surface, de 13-15 centimètres de diamètre, épaisse en moyenne de 3 centimètres et composée de deux parties : l'une centrale, correspondant au voisinage du pylore et de la petite courbure, est complètement ulcérée, réduite à l'état de bouillie grisâtre s'en allant sous un filet d'eau, et mêlée de sanie, de matières sanguinolantes, etc. — Cet ulcère occupe les 2[3 de la tumeur. Sur les bords au contraire on voit un tissu fongueux, mollasse, renversé comme un champignon, et formant une sorte de bourrelet annulaire. La muqueuse, au voisinage immédiat de cette efflorescence, paraît saine, et il n'y a pas d'infiltration de la tumeur dans les parois de l'estomac; seulement la muqueuse est notablement congestionnée près de la tumeur.

Au milieu de la partie rétrécie, on voit le pylore qui laisse passer parfaitement les substances et les liquides ingérés.

Pancréas dur, comme ligneux, intimement adhérent à l'estomac, mais non cancéreux. Rate sans altération. — Ganglions rétrogastriques volumineux, mais pas assez pourtant pour comprimer la veine porte.

Foie. — Il a le double de son volume normal, dur, jaunâtre, et contient une quinzaine de noyaux cancéreux, de la grosseur d'une noix à celle d'un œuf de dinde, énucléables, dont le centre est occupé par un tissu fibroïde lardacé, et la périphérie par un tissu jaunâtre d'apparence caséeuse. Dans quelques points, on voit des ramifications de la veine porte s'enfoncer dans ces noyaux, de sorte que la propagation par cette voie est probable. Au niveau du point où la veine cave est en rapport avec le foie, elle est comprimée par deux masses volumineuses qui se sont rejointes autour et au-dessous d'elle, en ne lui laissant qu'un canal fort étroit. — Le calibre de la veine est diminué d'environ moitié. — La veine porte est égalment gênée à son entrée dans le hile, mais moins que la veine cave, par des productions de même nature. A la fin, le cours du sang a dû se rétablir par les collatérales et spécialemeut par les azygos.

Le poumon droit a contracté des adhérences avec la paroi thoracique en avant, et dans la cavité pleurale correspondante, il y a environ un litre de liquide : c'est probablement la conséquence d'une inflammation de voisinage provoquée par le développement du cancer à la surface convexe du foie.

Au microscope, on constate que la tumeur stomacale est un épithéliome tubulé ayant pris son origine dans les glandes, et qui s'est propagé au foie avec les même caractères.

Enfin résumons, pour terminer ce chapitre, l'observation d'un malade cancéreux, cachectique, que l'on crut atteint d'une maladie de cœur, parce qu'il avait des palpitations anémiques, et à qui l'on donna de la digitale jusqu'à la production des vomissements dus probablement à l'empoisonnement par la digitale.

Observation XXXVII.

(Société anatomique, 1833).

M. Mellot, interne de M. Mailly à l'hôpital Saint-Antoine, lit l'observation suivante :

Le nommé Hubert, agé de 54 ans, ouvrier, est malade depuis trois ans, mais il a été soigné dans divers hôpitaux et par des traitements différents, parce que chacun posait un diagnostic différent. Ici on crut à une affection du cœur à cause des palpitations; là on supposa un obstacle à la circulation, parce qu'il y avait de l'œdème des jambes. Ailleurs on songea à une gastro-entérite, le malade accusant des douleurs dans l'abdomen et souffrant d'un dévoiement que rien ne pouvait calmer. Enfin des symptômes d'ictère et une douleur dans l'épaule s'étant manifestés, il paraît qu'on mit aussi le siége de la maladie dans le foie.

A son arrivée à Saint-Antoine, Hubert se plaignait seulement de palpitations; de douleurs passagères dans la poitrine, d'une respiration un peu gênée. — Pouls à 100; battements du cœur insensibles à la palpation; l'oreille entendait un bruit éclatant qui variait d'intensité d'un instant à l'autre. Les intervalles étaient aussi très-inégaux, de sorte que les battements étaient tantôt très-forts, tantôt très-faibles, tantôt précipités, tantôt lents. Comme nous nous livrions alors à des recherches sur l'action de la digitale dans les affections du cœur, nous pensâmes que ce médicament serait utile contre les irrégularités des battements, mais quelques symptômes d'inflammation existant du coté de l'estomac, on donna d'abord des émollients. L'appétit revint; le malade rapportait toujours la douleur au cœur.

29 avril. 6 grains de digitale par jour jusqu'au 3 mai, puis 9 grains jusqu'au 6. Ce jour-là, coliques, diarrhée, vomissements, qui obligent de suspendre le médicament.

15 mai. L'infiltration, jusque-là bornée aux pieds, gagne la jambe et les cuisses. Grande prostration, pouls fréquent, petit, misérable; anorexie, nausées dyspnée. Battements cardiaques non tumultueux comme dans l'hypertrophie; région épigastrique douloureuse; selles liquides et nombreuses. Face jaune; traits tirés; sangsues à l'épigastre, sans succès.

28 mai. Hematémèse et mort. Le diagnostic fut enfin posé.

Autopsie. Le cœur qu'on avait supposé hypentrophié est normal. A l'estomac, sur la petite courbure, champignon à base large, circonscrite, gros comme le poing. Au centre, large perforation, dans laquelle on pouvait introduire le pouce et qui était bouchée par une portion de l'épiploon, qui, introduite dans son intérieur, l'obstruait comme un bouchon, sans y adhérer.

Pylore normal. Engorgement du pancréas et des ganglions mésentériques.

Il nous semble que le diagnostic aurait pu être porté, sinon dès le début, du moins dès que la face prit une teinte jaune. On s'obstina à ne surveiller que l'état du cœur, qui était sans importance ici; on imagina une prétendue hypertrophie simple sans lésions des orifices, et ce n'est que quand le malade eut une hématémèse mortelle qu'on songea enfin au carcinome.

CHAPITRE VIII.

FORME CACHECTIQUE.

Ce chapitre comprend sept observations dans lesquelles le cancer latent de l'estomac a déterminé une cachexie simple, ne ressemblant pas à la cachexie cancéreuse type, et n'empruntant pas, d'autre part, la physionomie des cachexies brightiques, tuberculeuses ou cardiaques.

Les accidents gastriques sont peu prononcés, et n'ont de valeur, dans cette forme, que par leur association avec les symptômes de débilitation graduelle; de sorte que, en définitive, c'est sur l'état cachectique que s'appuie surtout le diagnostic. Un amaigrissement graduel, une anémie progressive, une cachexie lente, sans symptômes locaux bien manifestes, ont suffi, dans plusieurs des observations suivantes, pour faire songer à un cancer latent, dont on a pu, dans les trois derniers faits, confirmer l'existence, par la constatation d'une tumeur épigastrique.

OBSERVATION XXXVIII.

(Tirée de la thèse Loiseaux, rédigée par M. Prévost).

La nommée Decourtillers, agée de 85 ans, entre le 24 janvier 1865 à l'infirmerie de la Salpétrière, service de M. Vulpian. Elle n'a jamais été malade. Depuis deux mois, elle est quelquefois si faible qu'elle tombe et ne peut plus se relever. Mais elle n'a pas d'étourdissement ni de syncope. Elle ne marche plus seule.

Rien au cœur; râles de bronchite dans la poitrine; rien à la percussion. Anorexie complète, et quelques coliques. Incontinence fécale. — Urines normales.

30 janvier. Frisson vers 7 heures 1/1 soir. La nuit, la diarrhée continue. La malade s'affaiblit Teint pâle et terreux.

9 février. Agitation toute la nuit. Elle parlè seule. La diarrhée persiste. Le matin elle eut une sorte d'attaque avec perte de connaissance; mais il n'y a pas de paralysie des membres ni de déviation de la face et des yeux. Elle tire la langue, parle, dit qu'elle ne va pas mal. Les renseignements pris à son dortoir apprennent qu'elle n'a jamais eu de vomissements : on avait seulement remarqué qu'elle mangeait fort peu et s'affaiblissait. Elle avait souvent de la diarrhée.

Autopsie. — L'estomac petit présente à son grand cul-de-sac une tumeur assez considérable, occupant depuis le cardia tout ce grand cul-de-sac, et envahissant la queue du pancréas. Cette tumeur est blanchâtre, semi-encéphaloïde, semi-fibro-plastique. La muqueuse est ulcérée par places, et réduite en une sorte de putrilage. Cavité stomacale très-rétrécie. Orifices libres. Le foie contient une dizaine de noyaux cancéreux. Kystes nombreux dans le rein.

Cette observation est un type de cancer latent à forme cachectique. Elle a de plus cela de particulier, que c'est un exemple de cancer terminé par du coma urémique. M. Béhier a insisté dans ses leçons sur cette singulière complication de cancers.

Observation XXXIX.

(Société anatomique, 1857, p. 28, par M. Blachez).

Une femme maigre, épuisée, maladive, entra à l'hôpital Cochin le 27 janvier avec un œdème douloureux du membre inférieur droit, et un œdème moins prononcé de la cuisse et de la jambe gauche. Il y a six ans, elle a déjà eu la jambe droite enflée et douloureuse. Depuis ce temps, l'œdème n'a jamais complètement disparu. Il revenait à la moindre fatigue. La jambe gauche s'est prise également mais toujours à un degré moindre que la droite; rien au cœur. Urines normales. La cuisse droite est douloureuse à la pression et garde l'empreinte du doigt. Pas de cordon saillant; un peu d'empâtement à la partie supérieure au niveau des vaisseaux cruraux. Battements réguliers de la fémorale. Mort le 8 janvier, par pneumonie droite.

Autopsie. Ulcération cancéreuse avec épaississement de toute la partie pylorique de l'estomac; caillot à la partie supérieure de la veine cave, au-dessous du foie; caillot fusiforme, fibrineux, adhérent à la paroi interne de la veine. Au-dessous de ce caillot, la veine diminue de volume et présente le calibre du petit doigt; ses parois sont épaisses. Elle est remplie par un caillot diffluent. La veine iliaque droite et la fémorale, jusqu'au l'anneau du 3e adducteur, sont épaissies, comme cartilagineuses, remplies par nn caillot. A gauche, l'iliaque primitive est oblitérée.

Le carcinôme, latent. comme troubles gastriques, a déterminé simplement, par irritation de voisinage, une phlébite de la veine cave inférieure, et ainsi s'explique la double phlegmatia. Ce fait nous indique bien la pathogénie de la phlegmatia dans quelques cas de cancers de l'estomac.

Observation XL.

Ramollissement cérébral ancien avec démence. Cancer de l'estomac complètement latent ; vomissement noir ultime. — A l'autopsie, épithéliome de la petite courbure. (Recueillie dans le service de M. Potain à l'hôpital Necker, par M. Rendu, interne du service.

La femme Barousset, 67 ans, née à Toulon, entre le 6 novembre 1874 à la salle Ste-Anne, n° 28. Elle a été fort malheureuse ; après avoir vécu dans une bonne position, elle a été abandonnée par son fils, dans ces dernières années. Il y a cinq ans, hémiplégie gauche légère, à la suite d'une attaque d'apoplexie. Depuis, embarras de la parole et décadence graduelle de l'intelligence. La malade arrive dans un état de démence complet, ne reconnaissant presque personne, et incapable de suivre ses idées ; les mouvements de la langue sont très-gênés au point qu'il semble y avoir une lésion bulbaire. Pas de paralysie proprement dite, mais affaiblissement extrême, incontinence des matières fécales. Toute la nuit elle divague et délire. Elle se plaint de douleurs de tête continuelles

Ce qui frappe surtout, c'est un état d'anémie profonde avec décoloration et teinte cireuse de la peau, qui tout d'abord fait penser à un cancer. Néanmoins 'examen le plus attentif des différents viscères n'apprend rien à cet égard. Il y a seulement un peu de douleur à l'épigastre au moment où on appuie sur cette région ; rien d'utérin.

7 octobre. Hématémèse.

Les jours suivants, la malade perd de plus en plus connaissance, délire constamment, et ne suit plus une seule idée. La fièvre s'allume et elle meurt le 14, sans vomissement nouveau,

Autopsie. Cancer ulcéré, fongueux, limité exactement à la petite courbure de l'estomac et laissant libre le pylore, ce qui explique l'absence de vomissements. Pas de généralisation de cancer au foie ni aux poumons. A peine les ganglions les plus voisins sont-ils envahis. (Au microscope, on reconnaît un epithéliome tubulé).

Les autres organes sont peu altérés.

Au cerveau, pas de foyer de ramollissement. Artères de la base très-athéromateuses, de sorte qu'il est probable qu'elle a eu, à plusieurs reprises, de l'ischémie cérébrale et peut-être de petits foyers capillaires.

Observation XLI.

(Société anatomique, 1852, p. 305).

M. Dufour communique l'observation d'un homme de 64 ans, entré le 22 février 1852 à Beaujon, service de M. Barth. Il se plaignait de souffrir depuis trois semaines à l'estomac. C'est après avoir travaillé un jour plus longtemps que d'habitude à son état de frotteur, qu'il se sentit oppressé, et éprouva des douleurs dans l'hypochondre droit. Il perd l'appétit, et a un seul vomissement. Il n'en continue pas moins son travail ; mais il s'affaiblit, s'essouffle facilement. A son entrée, on est frappé de son état d'amaigrissement et de sa teinte cachectique. Il dit n'avoir jamais été malade. Le jour de son entrée, il se plaint d'une douleur à l'estomac et d'un grand étouffement. Quand il fait effort, douleur dans le bas-ventre et le flanc droit. Il ne tousse pas. Par la palpation de l'hypocrondre, on sent une tumeur bosselée. Pas de coliques, bouche amère, inappétence. Pas de nausées ni d'éructation ; constipation, faiblesse extrême. Les symptômes s'aggravent, les jambes s'œdématient, puis les bras, la face. Pas de vomissements. Teinte jaune comme ictérique de la peau. Mort.

Autopsie. — Cancer en masses sphériques disséminées au nombre de 10-15 dans le foie. A l'estomac, cancer de la face postérieure de la petite courbure. Enorme perforation, dont les bords adhèrent au foie. Cardia et pylore libres.

Nous avons reproduit ce fait parce qu'il est un exemple de cancer latent, mais seulement au début. Douleur à l'estomac, anorexie, *amaigrissement* surtout, tels furent les signes qui donnèrent à M. Barth l'idée d'un cancer de l'estomac. Les autres symptômes sont venus bien plus tardivement.

Observation XLII.

(Société anatomique, 1862, p. 30).

Rieutard, 64 ans, charbonnier habite Paris depuis 41 ans. Sa mère est morte hydropique.

Bonne santé jusqu'en septembre 1851. A cette époque, il perd ses forces, et l'appétit est très-altéré, le ventre tendu. Douleurs sourdes, continuelles à la région gastrique, enfin palpitations et oppression. En décembre, œdème des jambes. En octobre, pendant un séjour de quatre mois dans son pays, dans un endroit élevé, les palpitations augmentent ainsi que les douleurs épigastriques. Il revint à Paris en février 1862 et son état ne se modifia guère jusqu'à son entrée à Lariboisière, le 18 mai 1862, salle St-Charles, n° 28 bis..

Etat actuel. Teinte cachectique très-prononcée. Peau de couleur blanche de cire vieillie ; abdomen volumineux, tendu, et pourtant dépressible. La pression est peu douloureuse à l'épigastre et surtout vers l'hypochondre gauche. Son tympanique à la percussion. La palpation ne fait sentir aucune tumeur. Les ambes s'œdématient par la marche. Langue sèche, soif ardente, appétit presque nul. Cependant la digestion s'opère bien. Jamais de vomissements, de pyrosis, de nausées. Pas de diarrhée ; bruit de souffle à la pointe et dans les carotides. Pouls lent, petit ; un peu d'albumine dans les urines. Quelques jours après l'entrée du malade, on découvre entre l'hypochondre droit, l'épigastre e la région ombilicale, une tumeur allongée transversalement, dure, facile à dépla cer. La cachexie s'accroît. Mort brusque le 5 juin.

Autopsie. — Dans la petite tubérosité, à l'extrémité droite de la grande courbure et à 5 centimètres du pylore, un champignon ovoïde, gros comme la moitié du poing, sessile, s'implante sur la muqueuse par une surface de 10 centimètres de circonférencé. Le reste de l'estomac est sain. Rien au foie. Epaississement et teinte opaline de la mitrale qui ne paraît pas insuffisante.

Observation XLIII.

(Société anatomique, 1851, p. 152).

M. Potain présente un cancer encéphaloïde recueilli chez une femme de 84 ans, morte dans son service à l'hôpital des Ménages. La malade se plaignait exclusivement de douleurs dans les membres inférieurs, et elle assurait qu'à part cela elle se portait à merveille. En examinant l'abdomen, M. Potain reconnut à gauche de l'ombilic l'existence d'une tumeur très-superficiellement placée, immédiatement en contact avec la paroi abdominale, peu douloureuse à la pression, assez mobile, et paraissant allongée verticalement.

Pendant son séjour à l'infirmerie, la malade alla s'affaiblissant, se plaignant toujours amèrement de ses jambes et de sa tête, mais nullement de l'estomac et du ventre. Elle mangeait assez bien et n'avait jamais de vomissements. Peu après elle succomba presque subitement à un hydrothorax double reste la tent.

Autopsie. — Estomac. Dans l'extrémité pylorique, tumeur grosse comme une orange, constituée par une masse encéphaloïde qui occupe tout le pourtour de cette portion de l'estomac, mais presque entièrement développée sur sa face postérieure, en sorte qu'en avant, elle n'a que très-peu d'épaisseur et d'étendue. Cette masse arrive tout à fait au voisinage de l'orifice pylorique qui cependant est libre Au microscope, on ne trouve que des cellules épithéliales, à divers degrés de développement, la plupart cylindriques, remarquables surtout par leur volume considérable, les formes bizarres et les noyaux volumineux que présentent quelques-unes d'entre elles.

Nous noterons encore ici l'absence de symptômes gastriques ; mais nous insisterons surtout sur ce point, que M. Potain, ayant songé au cancer de l'estomac, par le fait seul que la cachexie était inexplicable autrement, rechercha la tumeur épigastrique, la trouva sans peine et posa facilement son diagnostic. A notre avis, tout est là dans les faits de cachexie lente, dont nous parlons, et dans les différentes formes de cancer latent que nous avons signalées. Avoir l'idée qu'un cancer de l'estomac peut se développer sans les troubles gastriques, sans l'hématémèse, sans la teinte jaune paille, qui constituent ses symptômes habituels, et ne se traduire que par une cachexie lente, sans symptômes locaux bien accusés ; nous reviendrons sur ce point si important.

La malade de M. Potain se plaignait de douleurs dans les membres inférieurs jusqu'à sa mort. Cependant, il n'y avait pas de phlegmatia comme dans le fait précédent. Nous retrouvons souvent ces douleurs vagues dans les membres inférieurs au début du cancer de l'estomac, mais moins intenses et moins prolongées que dans le fait que nous venons de citer. (V. notamment les observations XVI et XXXVI.)

Observation XLIV.

Anémie progressive sans cause apparente, allant jusqu'à la cachexie. Carcinome gastrique probable sans troubles fonctionnels. Constatation d'une tumeur abdominale. — (Observation recueillie dans le service de M. Potain, à l'hôpital Necker, par M. Rendu).

Emilie B..., 53 ans (Côte-d'Or), entre le 7 février 1874, salle Ste-Anne, no 28. Elle n'a jamais fait d'autre maladie qu'une pleurésie il y a seize ans. Elle était bien constituée, et a pu travailler jusqu'à ces derniers temps. Depuis le mois de mars 1873, affaiblissement sans motifs ; pâleur, état d'anémie progressive qui n'a fait que s'accentuer depuis. Impossibilité de travailler depuis six mois. Elle est mal nourrie et d'une façon insuffisante. A son entrée elle frappe par son aspect d'anémie profonde ; lèvres décolorées ; pâleur cireuse de la peau, tirant sur le jaune paille. La première idée qui vient à l'esprit est que cette femme perd du sang depuis longtemps ; mais on ne trouve aucune preuve d'hémorrhagie.

En recherchant si elle n'avait pas quelque maladie organique profonde, on arrive aux renseignements suivants. Depuis six mois, elle a un peu de diarrhée sans alternatives de constipation. Elle a parfois des vomissements, mais pas de renvois nidoreux, pas de dégoût pour la viande, pas de méloena. En un mot, il n'y a pas de dyspepsie, bien qu'elle ait de la peine à digérer ce qu'elle avale volontiers. Elle a surtout remarqué que les aliments gras passent moins bien que les autres. La palpation abdominale montre un ventre souple, non ballonné ni rétracté le long de la colonne vertébrale. Pas d'hypertrophie du foie, ni de douleurs à l'épigastre et à l'hypochondre droit.

Dans l'hypochondre gauche, au niveau du flanc, on sent une tumeur assez irrégulière, lobulée, ne se terminant pas par un bord régulier comme le ferait la rate ; mais la matité de cette tumeur se continue avec celle de la rate qui est évidemment tuméfiée. Il semble y avoir là une tumeur voisine indépendante. La palpation est assez douloureuse à ce niveau.

Les autres organes sont sains. Rien aux poumons ni au cœur. Souffle anémique intense au cou, mais pas de souffle au cœur. En un mot, anémie profonde, probablement par une affection organique située, soit dans l'estomac, soit plutôt dans l'intestin, ou peut-être même le pancréas (à cause de la difficulté de la digestion des matières grasses.)

Les jours suivants, la tumeur est moins prononcée. Il reste de la rénitence et un peu de sensibilité dans l'hypochondre gauche (fer et quinquina).

Examen du sang, le 16 février : globules, 1302.000
Globules blancs, 3.500

Proportion 1 pour 372 globules rouges.

30 mars. Amélioration notable de la santé générale, 2,793,000 globules.

6 avril. Etat général assez bon, aucune douleur, mais la teinte reste toujours cireuse. On sent plus distinctement que les premières semaines la tumeur épigastrique. Toutefois les forces reviennent un peu e il n'y a aucune douleur abdominale.

La malade part pour le Vésinet, le 22 avril. Elle est encore très-anémique.

Ce cancer, comme le précédent. n'a été latent qu'au début. Quelques douleurs à l'epigastre ; digestions pénibles ;

plus tard anorexie; palpitations et oppression; enfin, amaigrissement, tels sont les principaux symptômes de la première période. Ici encore, le symptôme cachexie prime tous les autres, car les douleurs de l'estomac sont trop fréquentes pour avoir par elles-mêmes une grande valeur.

CHAPITRE IX.

CANCERS MULTIPLES.

Il est une autre forme de cancer latent que nous avons cru devoir signaler, c'est celle dans laquelle la diathèse cancéreuse se manifeste, à la fois, par des localisations dans l'estomac et dans d'autres organes. Mais, comme l'estomac est l'un des organes dans lesquels le cancer reste le plus souvent latent, il en résulte que, dans la plupart des faits de cancers multiples, celui de l'estomac passe inaperçu, tandis que les autres localisations cancéreuses sont aisément diagnostiquées. Pourtant, dans le fait suivant, *tout*, dit M. Millard, *a été latent*.

Observation XLV (Résumée).

(Société anatomique, juin 1876, par M. Merklen).

Defl..., cultivateur, 68 ans, entre le 31 mai 1876 à Lariboisière, service de M. Millard. Il souffre depuis trois semaines d'une douleur sourde et persistante dans le côté droit de la poitrine, localisée autour du mamelon ; anorexie depuis quelques mois, langue sèche, fuligineuse; pas de diarrhée ni de vomissements. Rien aux poumons ni au cœur, On ne trouve non plus rien d'anormal dans l'abdomen. Pas de fièvre, mais le malade est abattu ; son teint cuivré n'a pourtant rien de cachectique. Intelligence intacte.

1er juin. La douleur constante accusée par le malade dans le côté droit, l'état adynamique et son âge avancé, font soupçonner l'existence d'une pneumonie latente des vieillards. Cependant, l'auscultation et la percussion ne fournissent aucun signe. Le diagnostic est réservé : vésicatoire volant sur le point douloureux.

8 juin. La fièvre a disparu sans amélioration de l'état général.

12 juin. M. Millard, vivement intrigué par l'état de ce malade et ne pouvant trouver la cause des douleurs, remarqua tout à coup qu'il existait dans l'épaisseur de la peau du malade de petits nodules durs, gros comme des lentilles ; il en trouva sur le thorax, sur l'abdomen, le dos. Dès lors le diagnostic de cancer intra-thoracique était posé.

L'état de cachexie se prononce de plus en plus ; œdème notable des membres inférieurs, urines albumineuses. Langue couverte d'un enduit épais et noir.

14. Le malade éprouve une difficulté extrême à prendre des aliments, même liquides.

16. Mort dans un état d'adynamie profonde.

Autopsie. — Ilots cancéreux en grand nombre, gros comme des pois sous la plèvre, à la face supérieure du diaphragme du côté droit, dans l'épaisseur du péricarde. Il en existe également à la face interne des côtes et des muscles intercostaux, sur la paroi postérieure du cœur (sous le péricarde). Une seule nodosité cancéreuse dans les poumons. Plusieurs ganglions cancéreux au devant de la trachée. Abdomen : Mésentère criblé de noyaux cancéreux. A l'estomac, tumeur très-volumineuse située en dehors de l'orifice œsophagien et empiétant sur les organes situés au niveau de la petite courbure, qui sont confondus en une même masse. Cette tumeur lardacée, profondément ulcérée sur plusieurs points, paraît avoir été le point de départ de la généralisation. Sa situation profonde le rendait inaccessible à la palpation de l'abdomen, même sur le cadavre.

Foie farci de noyaux carcinomateux. Rein gauche présente un nodule cancéreux, près du hile. Plusieurs îlots dans la paroi postérieure de la vessie, dans le diaphragme, le biceps droit.

Outre l'intérêt que présente cette observation, au point de vue de l'état absolument latent du cancer de l'estomac (qui, pourtant, d'après Millard, était le point de départ de la généralisation), il y a encore un autre point très-curieux et à propos duquel s'engagea, à la Société anatomique, une discussion très-instructive. M. Millard insista sur les nodules de la peau, qui furent, en quelque sorte, le seul symptôme capable de faire présumer la nature de la madie, *car tout, chez ce malade, a été latent.*

Le même symptôme, ajoute M. Millard, m'a permis de

poser le diagnostic dans un cas que M. Dussaussay a présenté à la Société le 19 mai. Ce signe a donc une importance réelle, car il suffit pour affirmer l'existence d'un cancer profond. M. Charcot se rappelle un cas analogue, dans lequel la découverte de nodules cancereux de la peau permit de qualifier de cancer vertébral une affection bizarre, anormale. Chez la femme, ajoute-t-il, il ne faut pas manquer de rechercher s'il n'existe pas un cancer du sein, car le squirrhe indolent de cet organe est fréquent et les malades n'en parlent pas.

Hénoque, dans son Traité, conseille d'examiner avec soin le côté gauche du cou des malades que l'on suppose atteints de cancer stomacal, parce que c'est là qu'on trouve surtout les nodules cancéreux.

M. Rendu rappelle que Maunoury a présenté, en 1875, un cancer de l'estomac ulcéré, qui n'avait donné lieu à aucun vomissement, comme cela arrive souvent. Le malade portait une petite nodosité cancéreuse à la partie droite du cou. Enfin, M. Longuet dit que le cancer présenté par M. Millard était un carcinome nucléolaire.

Nous avons reproduit presque en entier cette discussion, parce qu'elle met en lumière l'importance des nodules cancéreux dans les cas de cancers profonds, et que, par suite, leur découverte peut être, comme dans le fait de Millard, un élément de diagnostic d'une valeur décisive dans les faits de cancers latents de l'estomac.

Observation XLVI.

(Société anatomique, 18 décembre 1874).

M. Schwartz communique l'observation suivante. Un homme, âgé de 36 ans, est entré dans le service de M. Demarquay pour un cancer de la prostate. Il a eu des gastralgies très-fortes trois ou quatre mois auparavant ; puis, depuis trois mois, sont survenus les symptômes du carcinome prostatique avec fièvre, anorexie, soif vive, agitation. Amaigrissement considérable. Jamais de vomissements ni de selles sanglantes. Dès les premiers jours, des symptômes d'étranglement se manifestent; le malade vomit une fois et cela après avoir pris un purgatif. On réussit à lui administrer avec la sonde introduite profondément dans le rectum un lavement qui soulage un peu le malade; mais bientôt il est pris de délire, de contracture de la main gauche, d'insensibilité et de paralysie incomplète du bras droit et il meurt, après un peu moins d'un mois de séjour à l'hôpital. A l'autopsie : Cancer de la prostate avec retentissement ganglionnaire, noyaux cancéreux dans le grand épiploon; tumeur dure assez volumineuse unissant l'estomac au côlon et proéminant dans les deux organes. La tumeur stomacale envahit en nappe tout le petit cul-de-sac; elle est mamelonnée, végétante. La tumeur du côlon forme à l'intérieur de ce viscère un champignon. Rien dans l'intestin grêle ni le foie. Les ganglions mésentériques et lombaires sont cancéreux.

Les tumeurs de l'estomac et du côlon sont de l'épithélioma cylindrique. Au cerveau, exsudats blanchatres autour des vaisseaux et état poisseux de l'arachnoïde.

II

Il y a une seconde cause d'erreur dans le diagnostic du carcinome stomacal chez des sujets atteints également de carcinomes dans d'autres organes : c'est lorsque ces carcinomes, en général secondaires, par rapport à celui de l'estomac, sont placés au voisinage, ou même en avant de celui-ci, de façon à le masquer plus ou moins complètement. Tels sont les cas assez nombreux dans lesquels, ayant diagnostiqué un cancer du foie, de l'épiploon ou du rein, on trouve, en outre, à l'autopsie, un cancer de l'estomac auquel personne n'avait songé. C'est surtout le cancer du foie qui donne lieu à ces méprises; le foie cancéreux est plus volumineux, et, souvent, il remplit la région épigastrique; il produit les mêmes troubles gastriques, sauf l'hématémèse, le même état cachectique que le cancer de l'estomac, de sorte que, s'il ne survient ni hématémèse ni mélæna, on ne pourra démasquer l'affection stomacale. Ce fait de coïncidence de cancers dans le foie et l'estomac est d'autant plus commun, que celui du foie survient très-fréquemment, secondairement à celui de l'estomac. Voici un exemple de cette coïncidence :

OBSERVATION XLVII.

(Société anatomique, 1847.)

M. Bauth présente le foie d'une femme de 71 ans, qui avait offert comme symptômes : un grand amaigrissement, des douleurs et une tumeur au niveau du foie, un peu d'anorexie, de douleurs épigastriques, de la diarrhée.

On trouve à l'autopsie, outre un cancer du foie qu'on avait diagnostiqué, un cancer encéphaloïde de l'estomac siégeant sur la grande courbure, à quatre travers de doigt du pylore, aplati, à fond déprimé, et qu'on n'avait pas diagnostiqué.

III

Enfin, nous ne pouvons que signaler une troisième cause d'erreur. Un malade est atteint, par exemple, d'un cancer de l'estomac et du côlon transverse avec communication directe entre les deux viscères. L'hémorrhagie stomacale se fera sans forme de mélæna, qu'on attribuera, sans hésiter, à l'affection intestinale ; et si l'affection stomacale n'a pas, par ailleurs, des symptômes suffisamment accusés, elle sera méconnue, malgré l'hémorrhagie qu'elle aura déterminée. Au surplus, cette hémorrhagie peut se produire sous forme de mélæna, en absence de toute communication directe entre l'estomac et l'intestin, de sorte que, si, dans ce cas, on trouve, dans l'intestin ou dans son voisinage, une lésion cancéreuse, c'est à elle qu'on rapportera l'hémorrhagie. On peut généraliser cette remarque à tous les faits de cancers multiples, qui sont susceptibles de donner lieu à des symptômes identiques.

CHAPITRE X

Nous avons rejeté, dans un dernier chapitre, trois observations que nous ne pouvions faire rentrer dans aucun des chapitres précédents. La première, est un fait de cancer de l'estomac pris pour un tænia, parce que le malade disait ressentir dans l'épigastre des mouvements brusques, qu'il attribuait à la présence d'un ver solitaire. La seconde observation, bien plus sérieuse, et offrant réellement une certaine difficulté pour le diagnostic, est un cancer de l'estomac formant tumeur en avant de l'aorte, de telle sorte, que cette tumeur transmettait les battements de l'artère et donnait, par l'application du stéthoscope, un double bruit de soufle qui la fit prendre pour un anévrysme de l'aorte. Le troisième fait, enfin, qui nous est personnel, est un nouvel exemple de coïncidence du cancer latont et d'une autre maladie ; c'était cette fois une hématurie qui, en raison de l'état général, fut rattachée à un cancer du rein, tandis que, en réalité, le cancer ne siégeait que dans l'estomac. Ces trois observations sont bien des exemples de cancers latents, et l'erreur de diagnostic, au moins dans les deux dernières, est imputable réellement à l'absence de symptômes suffisamment accusés du cancer de l'estomac.

Observation XLVIII.

Cancer de l'estomac pris pour un ver solitaire, par M. le Dr Guillemard, (Archives de médecine, 1828, t. XVII, p. 589.)

Un soldat âgé de 32 ans, d'un tempérament bilioso-nerveux, se présenta le 3 février 1821 à l'auteur dans l'état suivant. Face cuivreuse et légèrement grippée ; yeux larmoyants et enfoncés dans les orbites ; lèvres décolorées, langue blanche sur les bords et rouge au milieu. Respiration pénible ; toux légère, sans expectoration, mais constamment suivie d'éructations fortes et reitérées.

Peau molle et jaunâtre, sueurs rares; urines claires et limpides; ventre libre, paume des mains brûlante, marasme commençant. Pouls à 120. Cet homme souffrait depuis dix ans déjà, mais, au mois de décembre 1820, ses douleurs avaient acquis une intensité inaccoutumée et depuis avaient toujours été en augmentant sans cependant que l'appétit eût diminué; la digestion ne pouvait plus s'opérer, en quelque sorte, sans le secours de l'eau chaude. Enfin, depuis un mois, il disait ressentir dans la région épigastrique des mouvements brusques qu'il attribuait au ver solitaire. En même temps il éprouvait dans l'estomac et dans les hypochondres une espèce de morsure et de pincement, et à la gorge un sentiment de suffocation. On ne trouva au ventre qu'une contractilité très-forte et quelquefois convulsive des muscles abdominaux. Traitement. Décoction de fougère mâle éthérée, puis minoratif deux heures après. Grand soulagement; les éructations cessent, les douleurs deviennent plus rares et moins fortes. Les mêmes moyens furent continués et le malade allait à souhait quand, le 24, il fut pris tout à coup de violentes secousses à l'épigastre et de violentes douleurs dans l'hypochondre gauche. La fièvre s'allume. Nausées. Prostration considérable.

Le 25. Le pouls monte de 95 à 136. Douleur gastrique pongitive et dilacérante; selles diarrhéiques et ressemblant à de la lavure de chair; ictère généralisé (20 sangsues à l'épigastre). Mort dans le marasme le 3 mars.

Autopsie. — Traces d'inflammation chronique du péritoine. Surface extérieure de l'estomac inégale et noirâtre; sa cavité contient un liquide de même couleur. Les parois singulièrement épaissies étaient squirrheuses surtout dans l'étendue d'un pouce et à peu de distance du cardia qui paraissait rétréci; cette tumeur, circulaire, était lardacée et blanchâtre. On ne découvrit dans le tube intestinal aucune trace de ver.

Nous n'aurions pas rapporté cette observation si elle n'avait été qu'une simple erreur de diagnostic; en réalité, le cancer était latent, car il ne déterminait, pour tous symptômes, que des douleurs vives au creux épigastrique, des éructations nidoreuses, et un état cachectique très-avancé. Nous aurions pu placer cette observation dans le chapitre II (forme dyspeptique) ou le chapitre IX (forme cachectique). Nous avons préféré la mettre à part, à cause de la sensation bizarre que l'affection cancéreuse fit éprouver au malade, et du singulier diagnostic auquel elle donna lieu.

Dans l'observation suivante, le cancer présentait des

symptômes plus accusés, gastralgie, mélæna, tumeur épigastrique, mais pas de vomissements, pas d'hématémèses, pas de teinte jaune-paille; et le symptôme capital, la tumeur, ne servait en rien pour le diagnostic, puisqu'elle avait l'aspect d'un anévrysme.

Observation XLIX.

Cancer de l'estomac pris pour un anévrysme de l'aorte.
(Société anatomique, 1853, p. 110.)

M. Gaube lit l'observation suivante :

Il y a une douzaine d'années, vives douleurs épigastriques soulagées par des émissions sanguines. En 1848, selles sanguines fétides, pendant deux mois, avec conservation du teint et des forces. En octobre 1852, nouvelle douleur sous les fausses côtes gauches près de la ligne médiane, avec selles sanguinolentes moins odorantes qu'en 1848.

En 1853, le malade souffrait encore quand il est pris d'une gangrène du cinquième orteil droit qui tombe le 15 février à la Clinique; la plaie se cicatrise. Le malade prétend qu'on avait constaté des battements dans les artères des membres, en même temps qu'une tumeur épigastrique qu'on aurait caractérisée du nom d'anévrysme. Les douleurs le forcent à rentrer de nouveau à l'hôpital le 2 avril; jamais de vomissements ; amaigrissement considérable sans œdème; décubitus gauche impossible, 84 pulsations, artères des membres ossifiées. Respiration facile, sauf quand il marche.

Thorax. — Résonnance exagérée et râles sibilants. Battements du cœur faibles, sans souffle. Cœur augmenté de volume. Langue normale. Soif plutôt que faim.

Abdomen. — Foie abaissé. Sensibilité très-vive à l'épigastre; on y voit une tumeur du volume d'un gros œuf de dinde, se perdant sous les fausses côtes qu'elle déborde en bas de deux travers de doigt. La tumeur est dure, arrondie et présente des battements avec un double bruit de souffle. Au-dessus d'elle, sur les fausses côtes qui touchent à la tumeur, bruit de souffle vibrant qui semble résulter de la pénétration d'un liquide dans une cavité. La partie inférieure de l'aorte abdominale, devenue appréciable, semble résistante sous le stéthoscope et donne un léger bruit de souffle qui diminue à mesure qu'on s'éloigne de la tumeur. Matité au niveau de la tumeur en avant, et aussi en arrière sous le côté gauche de la colonne vertébrale, dans le point qui correspond à la tumeur. On y entend un bruit de souffle.

Coloration jaune-paille depuis cinq à six jours.

Affaiblissement graduel. Il meurt le 14 sans souffrir davantage. Il a mangé jusqu'au 14 au matin. Il n'avait pris comme médicaments que des toniques.

Autopsie. — Poumon droit hépatisé.

Cœur hypertrophié, portant les traces d'une péricardite ancienne.

Aorte saine dans toute son étendue, assez fortement renflée au niveau de la courbure. Foie de volume normal avec noyaux cancéreux.

Estomac. — Orifices sains. Plaques de cancer encéphaloïde à la petite courbure surtout et à la paroi postérieure. La partie inférieure de l'aorte est d'un très-petit calibre.

Quelques ganglions cancéreux dans le mésentère. La fémorale du côté droit a son calibre normal, mais ses parois sont crétacées.

Observation L (Personnelle).

Cancer de l'estomac pris pour un cancer des reins. Hématurie. Symptômes de myélite.

Jean Barba, âgé de 55 ans, maçon, entre le 10 juin 1874 à l'hôpital Necker, salle Saint-André, n° 22, service de M. Laboulbène.

Il n'est malade que depuis le mois de février 1871. A cette époque, il fut pris subitement d'hématurie qui dura quatre jours, et de douleurs dans les genoux qui ont persisté deux mois. Le genou gauche est resté douloureux. Puis il a travaillé pendant quinze mois. Le 22 janvier 1873, après une journée de travail dans un endroit humide, il est pris le soir de douleurs de reins, de fatigue dans les jambes, se met au lit, et ne peut se lever pendant plus de deux mois; il éprouve de grandes douleurs au niveau des dernières vertèbres lombaires avec irradiations en ceinture et vers les fesses; il urine plusieurs fois du sang.

Au mois de mars, sa santé s'améliore, il peut marcher un peu, jusqu'au 17 juin, époque à laquelle, étant à bout de ressources, et ne pouvant plus se traîner, il entra à l'hôpital Saint-Antoine, service de M. Peter. Il y resta jusqu'au mois d'octobre, avec les mêmes douleurs lombaires, mais sans hématurie. Il sort assez amélioré pour reprendre un peu son travail. Au mois de janvier, il entre à Necker, chez M. Désormeaux, pour un anthrax. Puis il se remet à son travail jusqu'au lundi 8 juin. Le dimanche il avait bu quelques verres de vin; le lundi soir, après avoir beaucoup travaillé toute la journée, il se sent abattu, fatigué, éprouve de vives douleurs dans les épaules, les reins; quand il arrive à l'hôpital le 10 juin, il paraît tellement affaibli qu'on craint qu'il ne passe pas la journée. Il parle à peine; sa peau est recouverte d'une sueur visqueuse et froide: le pouls est insensible; il est oppressé. On lui donne une potion cordiale, du vin, etc., etc. Le lendemain il se sent un peu mieux et peut nous raconter tous les détails qui précèdent. Il ajoute qu'il a ressenti, à 6 reprises différentes, des douleurs dans le genre de celles dont il est atteint depnis l'avant-veille. Ces douleurs le prennent subitement, s'irradient en ceinture et vers les fesses et le mettent dans l'impossibilité de marcher pendant quelques jours; puis elles passent peu à peu. Elles siégent des deux côtés au niveau des reins.

En même temps, il a de l'hématurie. Les urines sont uniformément colorées en rouge-acajou très-foncé, sans caillots, le sang est bien mêlé à l'urine. La miction n'est pas douloureuse. Au microscope, on trouve dans son urine des hématies, des cylindres granulo-graisseux et d'autres complètement désorganisés, puis des cristaux de phosphate ammoniaco-magnésien. En outre, contracture forte des fléchisseurs de la main droite.

Enfin, il a beaucoup maigri depuis un an. Pas de maladie héréditaire dans sa famille. Langue sèche ; la vue a baissé.

La première idée qui vient à l'esprit est celle d'un cancer du rein ; mais il manque la tuméfaction qui, d'après Rosenstein et les autres auteurs, existe presque constamment, et forme avec l'hématurie accidentelle le symptôme habituel de cette maladie.

Serait-ce un mal de Bright chronique? Mais alors, dans l'intervalle des hématuries, il persisterait de l'albuminurie, laquelle n'existe plus ici dès que l'hématurie est passée ; les urines sont complètement exemptes de sucre et d'albumine.

Serait-ce une affection médullaire agissant secondairement sur les reins ? En tout cas, le diagnostic probable serait plutôt, cancer des reins avec myélite consécutive, et c'est à cette idée que nous nous arrêtons.

Le 29 juin. Depuis deux jours, crampes à la région épigastrique. Le malade prétend que ses selles sont noires, mais on ne trouve pas de sang.

15 août. Le malade est en meilleur état, il reprend des forces ; mais il se plaint d'avoir depuis quelque temps, la nuit surtout, des douleurs violentes qui l'étreignent, partent des reins, remontent au thorax et déterminent une violente constriction à la base de la poitrine, puis remontent jusqu'aux épaules. Ces douleurs lui coupent la respiration, surviennent brusquement et s'en vont de même.

4 septembre. Le malade souffre toujours beaucoup dans les reins. Ces douleurs viennent surtout la nuit, sont instantanées, très-vives, changent de forme. Elles existent tantôt en avant, remontant sur les côtés du tronc en suivant la ligne mamelonnaire, tantôt en arrière. Enfin, elles siégent souvent aussi au creux épigastrique, sous forme de crampes très-pénibles. Les jambes sont le siége de fourmillements, parfois de crampes. Tous ces phénomènes sont passagers, reviennent à tous moments du jour et de la nuit. On applique 6 pointes de feu sur les régions lombaires.

Le 5. Pas d'amélioration.

(La fin de l'observation a été recueillie par un externe du service, M. Bourotte, à l'obligeance duquel je dois les détails qui vont suivre).

Les douleurs à l'estomac devinrent de plus en plus violentes ; lorsque le malade avait mangé, surtout quand c'était du pain, les douleurs devenaient très-intenses pendant quelque temps. Il n'avait ni hématémèse, ni vomissements alimentaires, et l'hématurie n'avait pas reparu depuis les premiers jours. Enfin, les jambes s'œdématièrent, le malade se cachectisa de plus en plus, et mourut le 18 septembre.

Le 20. Autopsie faite en présence de M. Laboulbène. Rien du côte des reins, qui sont seulement très-anémiés. Calices, bassinets et uretères intacts. Vessie à colonne. Face inférieure du diaphragme parsemée de petites rugosités blanchâtres; poumon droit retenu par de nombreuses adhérences.

Ganglions mésentériques engorgés.

Du côté de l'estomac : Tumeur encéphaloïde occupant la petite courbure, distante du pylore d'environ 3 centimètres et large d'environ 5 à 6 centimètres. Elle est ulcérée. Les tuniques muqueuse et musculeuse sont épaissies.

Ganglions engorgés le long de la petite courbure.

La moelle n'a pu être examinée.

Ainsi deux points seulement attirèrent notre attention, l'état de la moelle et l'état des reins. L'état général indiquait bien la présence d'un cancer quelque part, mais on ne pouvait penser à le localiser que dans les reins ou la moelle: aucun symptôme ne faisait prévoir une lésion de l'estomac. Il y a bien eu dans les derniers temps de la gastralgie, mais cette gastralgie survenant en même temps que des douleurs dans beaucoup d'autres régions du corps, semblait la conséquence de l'affection médullaire, et non le résultat d'une maladie de l'estomac.

Comme contre-partie des observations qui précèdent, nous aurions désiré pouvoir donner quelques observations très-curieuses, dans lesquelles on prit pour des cancers latents de l'estomac des maladies toutes différentes. Ainsi nous trouvons dans la Gazette des Hôpitaux (nº 116, 1869) la relation d'un fait dans lequel Béhier prit pour un cancer de l'estomac un abcès du foie. D'autre part, Rendu nous a communiqué un fait non moins curieux de cancer du testicule propagé aux ganglions mésentriques, et formant une tumeur rétro-stomacale, prise pour un cancer de l'estomac. Enfin, nous extrayons d'un article de M. Hamon de Fresnay, inséré dans la Gazette des Hôpitaux pour l'année 1860, les lignes suivantes: « J'ai traité dans ces dernières années deux cas de gastropathies très-graves présentant les signes les plus rationnels de véritables cancers de l'estomac (chronicité, vomissements noirs et réitérés, teint cachectique, dépérissement graduel); or ces deux malades ont fini par guérir, et la guérison s'est parfaitement maintenue depuis. Un troisième fait analogue s'est, à la même époque, passé sous mes yeux. J'en ai vu, et des plus habiles, juger et traiter comme cancéreux des sujets simplement affectés de gastralgie, et qui depuis ont parfaitement guéri. »

Ainsi nous avons montré qu'on prenait souvent des cancers de l'estomac pour des maladies absolument différentes. Mais l'erreur inverse n'est peut-être guère moins commune et nous aurions voulu consacrer, à cette autre question, un chapitre additionnel. Mais nous avons trouvé des matériaux trop nombreux pour que nous puissions traiter ainsi, d'une façon subsidiaire, un sujet peut-être aussi vaste que celui dont nous avons esquissé l'étude. Bornons-nous donc à le signaler, puisque c'est encore une nouvelle cause d'erreur à ajouter à celles que nous avons indiquées dans ce travail, dans le diagnostic du cancer latent.

DEUXIÈME PARTIE

Étiologie et pathogénie du cancer latent.

La question de la forme, latente ou franche du cancer de l'estomac est avant tout une question de siége (1). Evidemment, si le cancer rétrécit ou ferme l'un des orifices de l'estomac, ou si par son volume il met obstacle au passage des aliments dans la cavité stomacale, il produira des symptômes dont l'explication sera en général facile à découvrir ; mais il n'en est pas toujours ainsi. Nous avons vu par exemple dans l'observation V un cancer occupant la petite courbure et circonscrivant les deux orifices qui étaient indurés et rétrécis, ne déterminer d'autre symptôme qu'un refus d'alimentation ; de même, dans l'observation XXII, M. Gery nous raconte le fait d'un cancer latent n'ayant déterminé que de l'ascite, et qu'on trouva placé au pylore, dont l'orifice rétréci permettait à peine le passage du petit doigt. Enfin, sur les quarante-trois observations dont les autopsies sont rapportées dans ce travail, nous trouvons sept fois le cancer siégeant dans la région pylori-

(1) Il est clair que nous laissons de côté les faits dans lesquels le cancer détermine des hématemèses et cesse par conséquent de devenir latent. L'hémorrhagie est un accident, qui reconnaît pour cause directe l'ulcération du néoplasme, laquelle dépend surtout de la nature de la tumeur ou des écarts de régime, mais ne relève nullement des conditions générales ou locales qui font que le cancer est franc ou latent.

que, sans que les auteurs de ces observations aient indiqué si l'orifice pylorique était ou non rétréci.

D'un autre côté, il est très-commun de voir des tumeurs occupant la partie moyenne de l'estomac, peu développées, ne mettant par conséquent aucun obstacle, ni par leur situation ni par leur volume, à la circulation des matières alimentaires, produire des symptômes très-accusés comme s'ils siégeaient à l'un des orifices. Ainsi dans l'observation XV nous voyons une femme enceinte avoir des vomissements incoërcibles, se cachectiser, succomber dans le marasme, et cependant la lésion n'était qu'un myome occupant la petite courbure en laissant les orifices intacts.

Par conséquent il peut y avoir (très-rarement) des cancers *latents* siégeant aux orifices ; inversement (et le fait est beaucoup plus commun) des cancers occupant un point très-limité de l'estomac peuvent déterminer les symptômes classiques les plus accusés.

II.

Il y donc, à côté de la question de siége, une autre question non moins importante peut-être, et que nous pourrions appeler la question de terrain. Pourquoi, en effet, étant donnés deux malades affectés d'un cancer limité à la partie moyenne de l'estomac, observons-nous chez l'un tous les signes de la maladie, tandis que l'autre n'en présente aucun ? C'est que dans tout état morbide, il y a deux facteurs, le malade et la maladie, qui réagissent l'un sur l'autre. La maladie se modifie suivant les individus, et la même affection se présentera avec des phénomènes locaux et généraux différents, suivant qu'elle se développera chez un individu lymphatique ou nerveux ; jeune et à réactions franches, ou vieux, et à réactions presque nulles ; chez un homme bien portant ou chez un valétudinaire dont les forces seront déjà en partie épuisées. Dans ces différences individuelles, dans ces diversités de terrain, se trouve sans aucun doute une des principales raisons qui font qu'un cancer se déclare franchement ou qu'il reste latent.

Lorsque la lésion est éloignée des orifices, dit Gueneau de Mussy, il n'y a pas d'obstacle au cours des matières ; le vomissement n'est provoqué alors que par l'action irritative de la production morbide et il peut manquer complètement. L'excitabilité du muscle gastrique présente en effet de grandes différences individuelles, et tandis que sous l'influence du plus léger stimulus il se contracte et que le vomissement arrive chez certaines personnes, chez d'autres il reste impassible sous des excitations énergiques. Il n'est donc pas étonnant que la même lésion offrant le même siége et la même étendue chez plusieurs malades, puisse donner lieu à des troubles fonctionnels plus ou moins accusés.

Ainsi l'idiosyncrasie seule peut expliquer pourquoi certains cancers ne déterminent aucun trouble fonctionnel ; mais il faut aussi, dans cette question, faire intervenir d'autres éléments qui peuvent avoir de même une grande influence, l'âge, le sexe, le tempérament, la constitution, etc.

Prenons par exemple la question d'âge. Andral cite dans sa Clinique (t. II, page 110) le fait d'un jeune garçon de vingt-deux ans, qui succomba à un cancer de l'estomac après des douleurs atroces ; et il observe que probablement le système nerveux, plus développé chez lui en raison de son âge, était plus affecté et ressentait plus énergiquement la douleur (1). En opposition avec ce fait, nous rappellerons

(1) Brinton explique autrement la plus grande acuité de la douleur chez les jeunes gens. Cela tient, dit-il, à ce qu'ils sont plus particulièrement

les exemples si communs de cancers du sein, qui restent latents chez les vieilles femmes de la Salpêtrière. M. Charcot insistait dernièrement, à la Société anatomique, sur la fréquence du squirrhe indolent de la mamelle chez les femmes âgées. Or ce qui est vrai pour le squirrhe de la mamelle est vrai aussi pour le cancer de l'estomac, et en général pour toutes les maladies, qui chez le vieillard n'éveillent que peu ou pas de réaction, et passent souvent inaperçues. Le cancer latent de l'estomac s'observe fréquemment dans les hospices de vieillards. Cependant nos observations ne nous semblent pas donner une idée juste de cette fréquence ; ainsi sur 38 observations où l'âge des malades est relaté, nous trouvons : 2 faits de 20-30 ans ; 5 de 30-40 ; 7 de 40-50 ; 10 de 50-60 ; 7 de 60-70 ; 5 de 70-80 ; 2 de 80-90. Ces chiffres sont à peu près ceux qu'on donne comme indiquant la fréquence comparative du cancer de l'estomac aux divers âges ; mais en définitive, comme le cancer a son maximum de fréquence de 50-70 ans, par conséquent chez des individus déjà d'un certain âge, et dont la vitalité est plus ou moins affaiblie, il n'est pas étonnant qu'il soit plus souvent latent que les maladies qui surviennent d'ordinaire à un âge moins avancé.

Le sexe, d'après le résumé de nos observations, ne nous apprend non plus rien de spécial au cancer latent.

Nous avons 34 hommes et 15 femmes, c'est à peu près la proportion indiquée dans Brinton (151 hommes et 72 femmes). Enfin nous aurions voulu trouver, dans les observations que nous avons recueillies, une indication exacte du tempérament, de la constitution des malades

exposés aux formes de cancer encéphaloïde à marche rapide, formes qui entraînent des désordres locaux considérables. D'un autre côté, on voit des tumeurs fongueuses énormes produire des douleurs à peine appréciables.

affectés de cancer latent ; mais cette indication n'est donnée que pour dix malades, dont neuf étaient robustes, vigoureux, bien constitués et le dixième, grêle et chétif. Cela nous montre au moins qu'une forte constitution n'exclue pas les lésions sourdes et mal accusées. Toutefois, il nous paraît résulter de la lecture du plus grand nombre des observations que nous avons rapportées, que les malades affectés de cancer latent étaient ou faiblement constitués ou plus ou moins débilités par des maladies antérieures. Plusieurs avaient eu des rhumatismes ; chez d'autres, l'amaigrissement remontait à une époque trop lointaine pour qu'on pût accuser le cancer d'en avoir été l'agent primordial. Mais en somme ce sujet appelle encore de nouvelles recherches portant sur ce point spécial : Le tempérament et la constitution du malade ont-ils une influence sur la persistance du cancer à l'état latent? Logiquement, une personne nerveuse doit présenter des symptômes plus accusés qu'une personne lymphatique ; et un sujet vigoureux a des sensations plus fortes qu'un sujet faible et débilité.

III.

On le voit, la question de siége et la question de terrain sont loin de pouvoir nous expliquer pourquoi le cancer reste si souvent latent. C'est qu'il y a, croyons-nous, pour la solution du problème qui nous occupe, à faire intervenir une troisième donnée, l'état de l'estomac autour du cancer. Les malades affectés de cancers latents continuent en effet à digérer plus ou moins parfaitement. La digestion s'opère dans les parties de l'estomac qui ne sont pas altérées, de sorte que, le point important à rechercher désormais, c'est la grandeur de l'espace occupé par cette altération. Or, au moment de l'autopsie, le cancer se montre sous trois aspects différents : 1° sous celui d'une tumeur plus ou moins bien définie ; 2° sous celui d'un ulcère plus ou moins large ; 3° sous celui d'une infiltration, partielle ou générale des parois. Les deux premières formes anatomiques du cancer (tumeur et ulcére) constituent des lésions limitées, n'intéressant qu'un espace restreint de la surface stomacale, n'annihilant qu'une petite portion de la muqueuse et par suite laissant une place suffisante à la sécrétion du suc gastrique. La troisième forme, l'infiltration, détruit la plus grande partie, quelquefois même la totalité de la membrane sécrétante. Nos 43 observations suivies d'autopsie, étudiées à ce point de vue, se décomposent ainsi : 21 tumeurs, 6 cancers en nappe, mais limités (4 à la petite courbure, 2 dans la région pylorique) ; 13 cancers ulcérés et 3 cancers infiltrés. Ainsi dans la grande majorité des cas, 40 fois sur 43, la lésion est limitée dans les faits de cancers latents (1). Par conséquent, la muqueuse reste intacte dans la plus grande partie de son étendue, et la digestion continue à se faire, un peu plus lente peut-être (et d'autant plus lente probablement que la portion de muqueuse restée saine est plus restreinte), mais sans déterminer pourtant ces troubles digestifs, qu'on observe dans les formes classiques de la maladie.

Arrivons maintenant aux cancers infiltrés et généralisés.

Dans l'observation XXIV, nous avons vu un cancer, infiltré dans les tuniques musculeuse et celluleuse, laisser la muqueuse intacte. L'examen histologique, fait par Heurtaux avec le plus grand soin, démontre le fait d'une façon indiscutable. Nous avons pensé tout d'abord que cette observation allait jeter un grand jour sur la question si obs-

(1) Brinton trouve sur 360 cas, 13 cas de cancer infiltré, c'est-à-dire un peu plus de 3 p. 0/0.

cure que nous cherchons à élucider, et qu'elle permettrait d'expliquer pourquoi les cancers infiltrés peuvent demeurer latents ; si ces cancers en effet laissent la muqueuse intacte, les fonctions digestives s'accomplissent encore malgré l'altération de la tunique musculeuse (1), et le cancer ne produira aucun de ses symptômes habituels. Nous avons alors recherché dans les ouvrages classiques les plus récents comment évoluait le cancer de l'estomac en général, et plus spécialement le cancer infiltré. Suivant Jaccoud, « abstraction faite de quelques cas dans lesquels le cancer colloïde débute par la muqueuse, le processus commence toujours par le tissu conjonctif sous-muqueux ». C'était aussi l'opinion de Cruveilhier et c'est encore celle de Brinton; mais ce n'est pas celle de Cornil, qui dans l'article Cancer du Dictionnaire Dechambre (t, 12, page 356), s'exprime de la façon suivante : « L'encéphaloïde atteint d'abord la muqueuse qui s'épaissit et végète, puis successivement les diverses couches de tissu conjonctif, musculaire et séreux. » Nous trouvons dans la *Revue d'Hayem* (1874, page 465) l'analyse d'un travail de Fenger de Copenhague, dans lequel cet auteur déclare se ranger à l'opinion de Waldeyer qui place l'origine de tous les cancers de l'estomac dans la muqueuse, et spécialement dans les glandes. M. Ranvier, ainsi que notre savant maître M. Laboulbène partagent la même idée, de sorte que, d'après les travaux les plus récents, un grand nombre des tumeurs qu'on a prises jusqu'ici pour de l'encéphaloïde ne seraient autre chose que de l'épithelioma tubulé, ayant son point de départ dans les culs-de-sacs glandulaires.

En somme, ce sujet est encore à l'étude de la part des

(1) Suivant Gueneau de Mussy, le cancer de la tunique musculeuse entrave les mouvements de contraction de l'estomac, et s'oppose ainsi à la production des vomissements.

histologistes, et nous ne pouvons, pour le moment du moins, trouver, dans l'intégrité de la muqueuse, l'explication du caractère latent de certains cancers infiltrés. D'ailleurs les deux autres faits de cancers infiltrés que nous avons cités n'ont pas été étudiés histologiquement, et ne peuvent nous servir à élucider la question : l'un (obs. XVIII) est un cancer mélanique, en plaques arrondies et disséminées ; l'autre (obs. IX) est un cancer colloïde en nappe.

Abordons maintenant un autre point.

Nous avons raisonné jusqu'ici comme si dans les faits de cancer limité, la partie de la muqueuse non atteinte de cancer était toujours parfaitement saine. Elle le serait en effet dans les 2[3 des cas d'après Fenger (1), qui dans 21 cas sur 31, a constaté son intégrité à l'aide du microscope. Fenwick au contraire dit l'avoir toujours trouvée malade. Les auteurs classiques signalent en effet qu'au voisinage du cancer et quelquefois dans toute l'étendue de l'estomac, la muqueuse est ramollie, hyperémiée, et devient le siége d'un catarrhe plus ou moins actif. Louis a indiqué il y a longtemps que la tunique musculaire est en général hypertrophiée dans sa totalité, et cela indépendamment de tout rétrécissement pylorique. Enfin, dit Cornil (*loco citato*) le cancer peut s'enflammer sous l'influence du traumatisme ou des agents irritants ; on le voit s'ulcérer, se couvrir de bourgeons charnus et suppurer. Autour de lui, se développe de la lymphangite, qui peut devenir cancéreuse, et s'irradier dans toutes les directions sous forme de cordons durs, noueux, anastomosés.

Il ne suffit donc pas que le cancer soit limité à un étroit espace de la muqueuse, pour qu'il soit latent ; il faut aussi

(1) Loco citato.

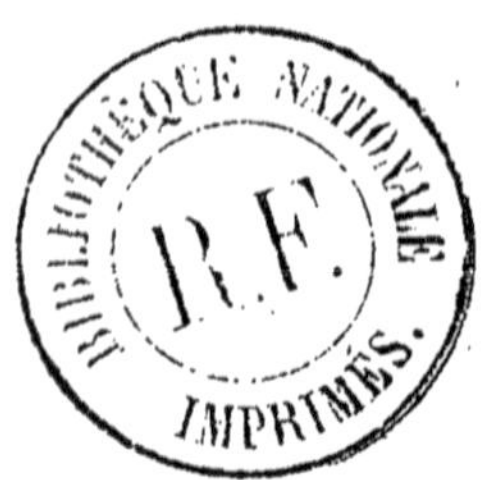

que la muqueuse reste saine dans la partie de l'estomac qui n'est pas envahie par le néoplasme, et ainsi s'expliquerait-on peut-être comment certaines tumeurs cancéreuses, siégeant sur la petite courbure par exemple, peuvent donner lieu à tous les symptômes classiques du cancer. D'un autre côté, la possibilité d'une inflammation du cancer sous l'influence des irritants, et d'une lymphangite péri-cancéreuse consécutive, nous rendrait compte de ce fait observé assez souvent : un cancer latent pendant plusieurs mois devient tout à coup très-manifeste, soit spontanément, soit plus ordinairement après un excès de table, après l'ingestion d'une substance irritante, etc. Alors surviennent des gastralgies violentes, des vomissements répétés, alimentaires ou glaireux, parfois même des hématémèses, et le cancer suit désormais une marche régulière et franche, qui ne laisse plus aucun doute sur sa présence.

Ici encore nous exprimerons le regret de n'avoir que très-rarement trouvé, dans nos observations, mention de l'état de la muqueuse dans la partie de l'estomac restée en dehors du cancer. Ce sera encore une lacune à combler dans les autopsies ultérieures.

Enfin nous devons nous poser encore une dernière question. M. Laboulbène a présenté dernièrement à la Société de biologie une muqueuse stomacale, ou du moins une membrane ressemblant beaucoup à cette muqueuse, vomie par un malade de son service, qui cependant continuait à digérer assez bien. L'autopsie faite le 1er février, permit de constater l'intégrité de la muqueuse stomacale, avec retrécissement du pylore, et, exfoliation de la muqueuse œsophagienne dans son tiers inférieur. A ce propos, M. Laborde lui raconta que dans le laboratoire de M. Vulpian, on avait détruit la muqueuse stomacale d'un chien avec un liquide caustique, et que cependant l'animal continuait à diriger et à se nourrir.

Il est probable qu'alors, le bol alimentaire ne faisait que traverser l'estomac pour passer de suite dans l'intestin où il était digéré. Or, ne pourrait-il pas se passer la même chose chez les cancéreux dont toute la muqueuse est envahie, soit par le cancer infiltré, soit par les complications du néoplasme?

Nous ne discuterons pas si la nature du cancer peut avoir de l'influence sur son état latent ou franchement déclaré. On a pris pendant longtemps pour de l'encéphaloïde de l'épithéliome tubulé, et pour du squirrhe une hypertrophie simple de la membrane connective, de sorte que toute cette anatomie pathologique du cancer de l'estomac est à refaire. Disons seulement que nous avons trouvé 13 encéphaloïdes, 12 squirrhes, 4 épithéliomes, 1 cancer colloïde, 1 mélanique, enfin une hypertrophie simple et limitée des tuniques de l'estomac.

En résumé, cette étude de pathogénie se base plutôt sur des probabilités et des vues théoriques que sur des faits acquis. Malgré les nombreux matériaux que nous avons réunis dans ce travail, nous n'avons pu parvenir à résoudre ce difficile problème, et nous devons nous borner à indiquer seulement les desiderata de notre sujet, en appelant surtout l'attention des anatomo-pathologistes sur les deux points suivants : L'état de la muqueuse dans les cancers infiltrés qui demeurent latents ; et l'état de la muqueuse autour des tumeurs cancéreuses ou des ulcères, et en général des lésions cancéreuses limitées.

TROISIÈME PARTIE

Déductions cliniques.

Ce n'est pas tout que d'avoir montré, dans ce travail, les différentes formes cliniques que peut présenter le cancer latent de l'estomac, il faut maintenant en déduire les conclusions pratiques, et rechercher quels sont, dans ces variétés si nombreuses et si bizarres, les symptômes que l'on a le plus souvent observés. Le but que doit se proposer le médecin est en définitive d'arriver au diagnostic et au traitement, et ce qui précède n'aurait qu'un intérêt de curiosité si nous ne tâchions d'en extraire quelques enseignements pour la pratique.

Brinton a étudié avec le plus grand soin la valeur clinique de chaque symptôme. Il a calculé, à l'aide de nombreux documents, le degré de fréquence de chacun d'eux ; c'est maintenant un travail fait, et si on peut reprendre quelques points de détail, si chaque médecin peut, suivant sa pratique personnelle, contester quelques-uns de ses chiffres, il n'en reste pas moins acquis que les résultats posés par l'auteur anglais sont généralement vrais. D'ailleurs il faudrait, pour discuter sérieusement ces chiffres, avoir fait soi-même une statistique équivalente à celle de Brinton. Tel n'est pas notre but. Nous voudrions seulement indiquer quels sont, dans les formes latentes, les symptômes qui, si peu accusés soient-ils, pourront mettre sur la voie du diagnostic. Ces symptômes ne se présentent pas ordinairement d'eux-mêmes à l'observateur, et c'est ce qui constitue la grande difficulté de la clinique ; le malade ne les raconte pas, et souvent même il appelle l'attention sur des symptômes secondaires, sans importance dans la maladie dont il est atteint. Ainsi il se plaint de tousser, de s'enrhumer facilement, d'avoir des sueurs nocturnes. On ausculte, et si on trouve quelques signes physiques qui puissent se rapporter à la tuberculose, on admet l'existence d'une tuberculose sans songer à examiner l'estomac, où se trouve pourtant la lésion principale. Il faut donc rechercher les symptômes du cancer latent; songer qu'il peut se cacher sous le masque d'une affection cachectique n'ayant aucun rapport avec la cachexie cancéreuse, telle qu'elle est décrite dans les livres classiques ; et savoir débrouiller, dans un ensemble symptomatique plus ou moins obscur, les symptômes qui peuvent trahir la présence du cancer de l'estomac.

Récapitulons d'abord quels sont les symptômes qui se sont présentés le plus souvent dans les observations qui précèdent :

Comme symptômes locaux, nous trouvons :

De l'anorexie, 22 fois.

Digestions lentes avec pesanteur d'estomac, 6 fois.

Vomissements glaireux, 3 fois.

— alimentaires, 11 fois.

— sanguins, 2 fois.

Gastralgie, 14 fois.

Les autres symptômes gastriques sont trop peu constants pour que nous les mentionnions.

Enfin, dans 12 observations, on ne mentionne aucun trouble dyspeptique, soit qu'il n'y en eût réellement aucun comme dans la forme absolument latente, soit qu'on ait oublié de les rechercher ou de les noter.

Restent par conséquent, sur 50 observations de cancer latent, 39 où il existait bien positivement des symptômes gastriques, et sur ces 39 observations, nous trouvons 22 fois de l'anorexie; 14 fois des douleurs d'estomac (le plus souvent intermittentes); 11 fois des vomissements alimentaires; 3 fois des vomissements glaireux et 2 fois de l'hématémèse. La faiblesse de ce dernier chiffre s'explique par ce simple fait, que l'apparition seule de l'hématémèse fait passer, en général, l'affection latente dans la catégorie des cancers franchement déclarés.

Les digestions lentes, pénibles, doivent être plus fréquentes dans le cancer latent que ne l'indique le chiffre que nous avons rapporté. Il est évident que, le plus souvent, les observateurs n'ont pas jugé à propos de faire mention de ce symptôme.

Passons maintenant à l'état général. Nous trouvons, sur 42 faits où cet état est indiqué :

1° 15 fois de l'amaigrissement sans œdème, au moins pendant la plus grande partie de la maladie.

2° OEdème : malléolaire seul, 5 fois; généralisé (anasarque), 12 fois; phlegmatia, 2 fois;

3° Anéantissement des forces, sans amaigrissement ni œdème bien marqués, 4 fois;

4° Ascite, 4 fois.

Enfin nous ne trouvons que 3 fois la teinte jaune paille, par la même raison que nous n'avions que 2 cas d'hématémèse.

Mettant de côté l'ascite qui nous paraît tenir le plus souvent à une influence locale du cancer de l'estomac ou de ses complications sur le péritoine, ou à une compression de la veine porte, soit par les ganglions cancéreux, soit par une tumeur cancéreuse du foie, nous trouvons en résumé dans le cancer latent 3 formes de cachexie. La première s'accuse par de l'œdème, local ou généralisé (17 fois sur 42 cas, par conséquent une fois sur 2 1[2). La seconde par de l'amaigrissement simp le (15 fois sur 42, environ 1]3 des cas). La troisième enfin par une dépression des forces, une lassitude extrême, sans qu'il y ait encore ni œdème ni amaigrissement appréciable (4 cas sur 42; 1[10e des cas).

Il est évident que nous prenons le cancer tel qu'il s'est présenté pendant la plus grande partie de sa durée, et non dans ses phases terminales, où les formes précédentes de cachexie finissent souvent par se fondre dans une forme unique, la cachexie cancéreuse. Cependant il est très-commun aussi de voir soit l'amaigrissement, soit l'œdème, persister jusqu'à la mort, sans que, à aucune époque, la peau revête cette teinte jaune paille que l'on a regardée longtemps comme caractéristique du cancer. Nous avons dit que cette teinte n'avait été observée que trois fois dans les faits que nous avons cités. Beaucoup plus souvent, c'est l'amaigrissement ou la dépression des forces qui vers la fin de la vie se complique d'œdème ou inversement ; de sorte que notre statistique s'applique surtout à la période moyenne de la maladie ; et comme c'est le plus souvent à cette période que le médecin est consulté, elle indique assez exactement, croyons-nous, quelle est, en général, la physionomie des malades affectés de cancer latent, lorsqu'ils viennent se soumettre à l'examen du médecin.

Enfin, comme symptômes secondaires dans le cancer latent, nous devons noter la diarrhée et la constipation. Sur 22 de nos observations ou on a pris soin de les signaler, nous trouvons :

13 fois de la diarrhée.
4 fois de la constipation.
2 fois des alternatives de diarrhée et de constipation.

Il est vrai que deux fois la diarrhée avait pour cause un cancer intestinal ; mais dans tous les autres cas, l'intestin était intact. En général, d'après Brinton, la diarrhée est un phénomène tardif, qui succède à l'ulcération, et résulte de l'irritation produite par la présence de la matière cancéreuse, du pus ou du sang, entraînés dans l'intestin. La constipation a plus de valeur. Nous y reviendrons.

Ainsi d'une part comme symptômes locaux : anorexie, gastralgie, vomissements alimentaires ou glaireux ; d'autre part comme symptômes généraux : œdème, local ou généralisé ; amaigrissement ; dépression des forces ; enfin comme phénomènes secondaires, la diarrhée ou la constipation, tels sont les manifestations habituelles du cancer latent. En deux mots, dyspepsie et cachexie, voilà les principaux éléments du diagnostic ; d'une part le cri de douleur de l'estomac, qui, si faible soit-il, se fait entendre pourtant presque constamment ; d'autre part le retentissement de l'affection sur l'état général. L'organisme traduit sa souffrance par la langueur, l'étiolement dont il est frappé, et qui commence par une fatigue et une lassitude inexplicables, pour se terminer par une cachexie de plus en plus profonde. Dans une note lue à la Société anatomique en 1874, M. Malassez a démontré à l'aide de sa méthode de numération des globules, que chez tous les cancéreux qu'il avait examinés, il y avait diminution dans la richesse globulaire du sang ; que cette hypo-globulie était d'autant plus marquée, que les malades étaient plus âgés ; enfin qu'elle augmentait avec les progrès du mal. M. Andral avait montré depuis longtemps que le poids des globules rouges était abaissé chez les cancéreux; mais suivant lui, cette altération ne se montrait jamais dès le début. Il en concluait qu'elle était consécutive à l'épuisement de l'organisme et aux hémorrhagies.

Trousseau avait déjà indiqué, dans ses cliniques, toute l'importance de ces deux symptômes, dyspepsie et cachexie dans le diagnostic du cancer latent. « Lorsque, disait-il, vous êtes indécis sur la nature d'une maladie de l'estomac, et que vous hésitez entre une gastrite chronique, un ulcère simple et un carcinôme, une phlegmatia alba dolens, survenant à la jambe ou au bras, fera cesser votre indécision, et il vous sera permis de vous prononcer définitivement pour l'existence d'un cancer. » Cette règle très-vraie, très-féconde en applications, est formulée selon nous dans un sens trop restreint. D'une part, en effet, les troubles dyspeptiques ne sont pas toujours assez accusés pour qu'on songe à une gastrite, à un ulcère ou à un carcinôme ; d'un autre côté, la phlegmatia n'est qu'une forme de l'œdème cachectique, et plus généralement une forme de la cachexie, mais non la plus commune. L'œdème malléolaire, l'anasarque ou l'amaigrissement sont des manifestations beaucoup plus habituelles du cancer latent. De sorte que, pour être vraie dans la généralité des cas, cette règle doit être élargie, et si nous osions nous permettre de la modifier dans le sens des idées que nous venons d'exposer, nous dirions : lorsqu'on est indécis sur la nature d'une affection de l'estomac, et qu'il survient un état cachectique qu'aucune autre lésion locale ne peut expliquer, on est en droit de supposer l'existence d'un carcinôme de l'estomac.

Hâtons-nous d'ajouter que nous ne tenons aucunement aux termes mêmes dans lesquels est conçue cette proposition, que nous n'attachons d'importance qu'à l'idée générale qu'ils expriment et qui nous semble découler tout naturellement des observations que nous venons de rapporter. Nous insistons seulement sur la coexistence des troubles digestifs et de l'état cachectique parce que nous croyons que dans bon nombre de cas, ils peuvent mettre sur la voie du diagnostic ; mais nous sommes loin de leur attribuer une valeur absolue et de les considérer comme pathognomoniques.

La dyspepsie et la cachexie peuvent se rencontrer non-seulement dans le cancer des autres organes, mais encore dans des affections absolument différentes du cancer. Ainsi un cancer abdominal quelconque, cancer du foie, de l'épiploon, de l'intestin, etc., peut déterminer exactement les mêmes symptômes ; et en somme toute les cachexies, toutes les maladies, ou même toutes les influences morales dépressives, qui troublent violemment les fonctions essentielles de la vie, sont dans le même cas. Un homme dévoré par un profond chagrin perdra l'appétit, le sommeil; il maigrira, se cachectisera sans avoir pourtant aucune maladie somatique. De même le tuberculeux, qui n'a aucune localisation prédominante de sa tuberculose, et qui succombe avec de l'anorexie et un état cachectique comme les cancéreux dont nous avons rapporté l'histoire. Ou bien encore ce sera un de ces individus comme on en rencontre tant à Paris dans les quartiers populeux, étiolés, épuisés par les conditions antihygiéniques dans lesquelles ils vivent, par l'alcoolisme, par les excès de toutes sortes, et qui arrivent à l'hôpital sans autre maladie que ce que M. Bouchardat a nommé la misère physiologique. C'est une cachexie comme toutes les autres, comme la cachexie sénile ou la cachexie palustre et qui se traduit de même simplement par de la bouffissure des téguments, la teinte pâle ou jaunâtre des conjonctives, la dyspnée, les palpitations, etc. Comment, en l'absence des symptômes pathognomoniques du carcinome, distinguer cette cachexie de celle qui succède à la production du cancer latent de l'estomac? Le clinicien le plus habile ne pourra que se tenir sur une extrême réserve, palper l'épigastre, surveiller avec soin l'état des fonctions digestives, rechercher fréquemment si la peau ne prend pas une teinte jaune paille, etc.

Ainsi, première difficulté dans l'application de la règle que nous avons proposée : l'état dyspeptique et l'état cachectique peuvent se trouver réunis dans beaucoup d'autres maladies que le cancer latent de l'estomac.

Voici maintenant une seconde cause d'erreur : un malade se présente avec de l'anorexie, de l'œdème des malléoles, et on songe à un carcinome de l'estomac. Mais alors un doute traverse notre esprit : la dyspepsie ne serait-elle simplement le résultat de l'état cachectique? Non, si elle a précédé la cachexie; mais si son apparition a coïncidé avec celle de l'œdème malléolaire, et si surtout elle n'est survenue qu'en dernier lieu, le cas est beaucoup plus embarrassant. Vulpian a démontré dans son cours de la Faculté en 1874 que, parmi les causes de dyspepsie, l'anémie, la chlorose, les cachexies se placent sur le même rang. Il faut donc ajouter un corollaire à notre proposition et dire que la dyspepsie n'aura de valeur, pour le diagnostic d'un cancer latent, que si : 1° elle a précédé l'apparition de l'état cachectique; ou si : 2° elle est trop intense pour pouvoir s'expliquer par la cachexie seule.

Nous avons dit que c'étaient surtout les affections des organes voisins de l'estomac qui déterminaient de la dyspepsie, jointe à un état cachectique, comme le ferait un cancer latent de l'estomac. En voici un exemple entre mille : nous avons observé il y a quelques mois, dans le service de notre excellent maître M. le professeur Péter, un vieillard entré avec un ictère énorme, de la cachexie, et surtout une dyspepsie sous forme d'anorexie, de dégoût pour les aliments ; le malade nous répétait sans cesse qu'il avait la bouche empoisonnée. La langue était blanche, épaisse ; les digestions lentes, pénibles ; le malade ne pouvait supporter que le lait. On aurait pu songer à un cancer de l'estomac, mais l'ictère et aussi une tumeur ovoïde qu'on sentait à l'hypochondre, nous faisaient plutôt pencher vers une affection hépatique. Le malade meurt dans le marasme et on trouve à l'autopsie un cancer du pancréas avec compression du canal cholédoque et distension énorme de la vésicule biliaire. Il n'y avait rien au foie ni à l'estomac. Ainsi une simple affection de voisinage donne lieu à une dyspepsie très-accusée, comme l'aurait pu faire un cancer stomacal.

Bien plus, la dyspepsie et la cachexie peuvent se montrer sans lésion de l'estomac ni d'aucun autre organe. Andral cite dans sa Clinique, t. II, p. 179, un fait de dyspepsie consistant en de l'anorexie, des régurgitations glaireuses, des vomissements alimentaires, de la douleur épigastrique avec sensation de barre sur l'estomac. La dyspepsie s'accompagna bientôt de dépérissement, de cachexie, qui entraîna la mort. A l'autopsie, on ne trouva rien dans l'estomac (qu'on avait pourtant supposé atteint du cancer) ni dans les autres organes.

Andral signale aussi plusieurs exemples de ce qu'il appelle l'asthénie de l'estomac, qui se traduit, par de la pesanteur à l'épigastre, du ballonnement, s'accompagne de dépérissement et de constipation, et reconnaît pour cause habituelle une débilitation générale qui a frappé toute l'économie.

Enfin certains accidents gastriques reconnaissent pour causes des conditions extrinsèques toutes spéciales ; ainsi le vomissement peut être le symptôme de plusieurs maladies, depuis les désordres cérébraux jusqu'aux affections des reins; il peut dépendre uniquement de violentes émotions morales, etc.

Mais c'est surtout l'ulcère simple de l'estomac qui peut induire en erreur ; car, dit Brinton, contrairement à l'opinion générale des auteurs, l'aspect cachectique que présente le cancer de l'estomac accompagne fréquemment l'ulcère simple, et quelquefois il est impossible d'éviter une méprise. Pourtant cette ressemblance, toute exacte qu'elle est, peut facilement s'expliquer : ces deux maladies entraînent nécessairement, dans les cas bien accusés, un certain degré de cachexie, qui est le résultat complexe de l'ulcération, de l'hémorrhagie, du vomissement de la douleur, de l'irritation. Toutes les fois que la cachexie précède ces phénomènes, ou se manifeste à un degré hors de proportion avec ce que ces conditions réunies pourraient produire, elle devient alors un symptôme dominant et presque pathognomonique.

Ainsi, dans le diagnostic du cancer latent de l'estomac, il y a trois erreurs à éviter : d'abord de prendre une cachexie simple, s'accompagnant accidentellement de dyspepsie, pour une cachexie symptomatique d'un cancer latent ; en second lieu, de confondre la dyspepsie qui suit une cachexie longtemps prolongée, avec une dyspepsie primitive, de cause stomacale. Enfin de considérer une dyspepsie symptomatique ou sympathique comme ayant son point de départ dans une altération de l'estomac; ou de prendre la dyspepsie de l'ulcère simple pour une dyspepsie d'origine cancéreuse. Nous reconnaissons donc parfaitement que la proposition que nous avons formulée n'est pas obsolue ; qu'elle ne donne pas la certitude, mais une simple présomption. Cependant cette présomption se base sur la fréquence comparative du carcinome de l'estomac et des autres affections qui peuvent rester latentes, en déterminant les deux états morbides sur lesquels nous insistons. D'après Virchow, en effet, le cancer de l'estomac se présente dans la proportion de 54, 9 p. 100 dans la liste de fréquence du cancer pour les différents organes, quand celui de l'utérus ne figure que par le chiffre de 18 p. 100, le foie 8 p. 100, la mamelle 4 p. 100, l'intestin et le rectum 8 p. 100. Despine donne à peu près les mêmes chiffres. A un autre point de vue, nous croyons, sans pouvoir cependant fournir aucun chiffre à l'appui de notre opinion, que le cancer latent est beaucoup plus commun que les autres affections cachectisantes qui peuvent rester à l'état latent. Nous avons compulsé les Bulletins de la Société anatomique et les collections des principaux journaux de médecine, pour recueillir les observations insérées dans ce travail, nous avons rencontré beaucoup d'exemples de cancer latent; nous avons dû faire un choix et ne reproduire que les plus importantes. Or si, à côté de ces observations, nous avons remarqué un certain nombre de faits de cancers latents siégeant dans d'autres organes, il ne nous est arrivé que rarement de trouver des observations de tuberculose latente se traduisant seulement par les deux symptômes que nous avons signalés. Encore moins, pourrions-nous citer beaucoup d'exemples d'autres maladies latentes, déterminant seulement de la dyspepsie et de la cachexie; de sorte que, en raison de la grande fréquence du cancer de l'estomac et aussi de la forme latente de ce cancer, on peut admettre en règle générale que la dyspepsie et la cachexie sont plus souvent les symptômes de cette maladie que d'aucune autre affection latente.

Mais il y a encore beaucoup de difficultés à prévoir dans le diagnostic du cancer latent. Ainsi donc certains cas il n'y aura ni dyspepsie ni cachexie. Le malade, emporté brusquement par un traumatisme ou une maladie intermittente, présente à l'autopsie un cancer de l'estomac que rien n'avait pu faire supposer pendant la vie. Une aliénée est prise de boulimie et d'amaigrissement, meurt presque subitement, et on trouve un ulcère cancéreux déjà ancien et ayant envahi le pancréas. Mais ces cas sont exceptionnels, et il est une autre cause d'erreur bien plus commune et bien plus importante : c'est la coexistence de plusieurs maladies pouvant déterminer de la cachexie, la tuberculose et le cancer par exemple (1), ou le cancer et une maladie de cœur, le cancer et une cirrhose, etc. Le diagnostic est alors extrêmement difficile, et à moins qu'il n'y ait discordance entre la gravité de l'état général et le peu d'intensité des symptômes locaux, nous ne savons pas comment on pourrait avoir l'idée qu'il existe une autre maladie cachectisante. Ce n'est que si la dyspepsie est très-accusée, et surtout s'il survient soit une hématémèse, soit la teinte jaune paille, qu'on pourra songer à une affection viscérale.

En résumé, dyspepsie et cachexie sont les deux bases sur lesquelles reposera le diagnostic du cancer latent. La dyspepsie aura surtout de la valeur quand elle surviendra chez des sujets qui ont passé l'âge des affections nerveuses, et qui ne sont atteints d'aucune diathèse pouvant déterminer des troubles digestifs, comme l'herpétisme ou l'arthritisme. La cachexie se montrant sans raison plausible chez un individu de 40 à 60 ans, dont les principaux organes fonctionnent régulièrement, devra éveiller l'idée d'un cancer latent de l'estomac. Les deux syndrômes réunis donneront une forte présomption en faveur de cette maladie.

Mais nous avons vu que la dyspepsie et la cachexie se

(1) Nous ne discuterons pas ici la question de savoir si les prétendus tubercules pulmonaires n'étaient pas simplement des cancers secondaires.

trouvaient souvent réunies dans une foule d'autres maladies que le cancer de l'estomac. Il faut donc spécifier quels sont, dans ces deux états morbides, les symptômes qui le plus souvent se rattachent à l'existence d'un cancer latent. Ces symptômes sont l'anorexie, l'œdème malléolaire, l'amaigrissement, la douleur stomacale et, bien loin derrière comme importance, la constipation. « L'anorexie, dit M. Lasègue dans son introduction au Traité de Brinton, peut se produire ou sous l'influence d'un état diathésique cancéreux, ou surtout par le fait d'un cancer de l'estomac. Il arrive que ce signe devance de longtemps tous les autres. » Nous l'avons trouvée signalée dans presque les 2[3 des cas que nous avons cités. Pourtant d'après Brinton on ne doit y ajouter d'importance que si l'anorexie est très-intense dès le début; ou si elle a précédé une douleur violente et continue, ou des vomissements; enfin lorsqu'elle s'accompagne de cachexie. Dans ces circonstances, l'anorexie, jointe aux autres symptômes, prend une grande valeur, et aide surtout à distinguer le cancer de l'ulcère de l'estomac. D'après mes observations, ajoute-t-il en note, une perte subite d'appétit et la décoloration du malade ont souvent précédé tous les autres symptômes. »

« L'œdème des membres inférieurs, dit Gueneau de Mussy, précède souvent de longtemps les autres signes de la cachexie. Il ne consiste fréquemment que dans une légère bouffissure prétibiale et circum-malléolaire, que le médecin constate avant que le malade n'en ait conscience; ou dans un gonflement des pieds à la fin de la journée. » L'œdème, sous une forme ou sous une autre, existait dans près de la moitié de nos observations.

Nous avons trouvé de l'amaigrissement simple sans œdème, 15 fois sur 42, par conséquent dans un peu plus d'un tiers des cas. « Il faut comprendre, dit Brinton, comme éléments de ce symptôme, non-seulement la couleur de la face et du corps, mais la sécheresse et la perte d'élascité de la peau, la diminution du tissu graisseux, la mollesse du tissu cellulaire, le peu de volume et de fermeté des muscles. »

La gastralgie n'est mentionnée que dans 14 de nos observations sur 39 (plus d'un tiers des cas), mais d'après l'auteur anglais, elle existerait 11 fois sur 12. Dans la plupart des faits que nous avons cités, elle se produisit sous forme de crises intermittentes.

Enfin, Gueneau de Mussy considère la constipation comme la règle, dans la première période de la maladie, ce qu'il appelle la périope dyspeptique, et Brinton dit à la page 283 : « Quand la constipation se montre presque seule, avec l'anorexie et la cachexie, elle prend une grande valeur. Si l'intestin, après avoir été longtemps régulier chaque jour, tombe tout à coup dans un état de paresse et d'inertie qui ne cède aux purgatifs que pour revenir à la constipation dès qu'on suspend l'usage de ce moyen, il y a là un élément important de diagnostic. »

CONCLUSION.

La conclusion pratique à tirer de tout ce que nous venons de dire, c'est qu'il faut toujours avoir présente à l'esprit la marche insidieuse de certains cancers de l'estomac. Cette maladie est loin, en effet, de se manifester toujours par ses symptômes classiques. Quelquefois, elle est absolument latente, mais cela est très-rare. Le plus souvent elle emprunte la physionomie de maladies très-différentes. Nous l'avons vue produire de l'ascite comme une cirrhose, ou de l'anasarque comme une maladie de Bright; déterminer des symptômes d'asthénie cardio-vasculaire comme une maladie de cœur, ou des symptômes de phthisie lente ou rapide comme une tuberculose des mieux caractérisées. Souvent enfin elle se traduit simplement par une dyspepsie, qui ressemble beaucoup, dit Gueneau de Mussy, à la dyspepsie arthritique; ou encore par un dépérissement graduel, une anémie progressive, une cachexie lente dont on ne peut trouver l'explication dans une lésion de l'un des principaux organes, le cœur, les poumons, le foie ou les reins. Il faut alors songer au cancer organique, et surtout à celui qui se rencontre le plus fréquemment, au cancer de l'estomac.

Signaler ces causes d'erreur, c'est déjà indiquer le moyen de les éviter, en ayant soin de rechercher les symptômes caractéristiques du cancer, toutes les fois qu'on ne trouvera aucune cause plausible de la cachexie ; ou qu'il y aura discordance manifeste, entre la gravité de l'état général et le peu d'intensité des symptômes locaux. C'est en se basant sur cette discordance que nous avons vu plusieurs médecins démasquer des cancers de l'estomac dont rien en apparence ne semblait annoncer la présence.

Mais il y a bien des faits dans lesquels cette discordance n'existe pas, c'est principalement lorsqu'il y a coexistence, sur le même sujet, d'un cancer de l'estomac et d'une autre maladie, par exemple d'une tuberculose, d'une maladie du cœur, d'une cirrhose, d'une néphrite. Chacune de ces maladies, prise isolément, peut suffire à expliquer la gravité de l'état général, et alors le cancer passe inaperçu. En effet, dans presque tous les faits que nous avons cités, il n'a été reconnu qu'à l'autopsie ; dans le petit nombre de ceux où il a été diagnostiqué, c'est que la gravité des symptômes généraux ne répondait pas exactement à celle des lésions reconnues dans le cœur, les poumons, le foie ou les reins. Contentons-nous de rappeler la possibilité de cette coexistence du cancer avec d'autres maladies, et d'insister sur l'importance qu'il y a d'explorer la région épigastrique, dans la plupart des faits de cachexie dont la cause n'est pas nettement établie. Il faudrait peut-être même, en prévision d'un état absolument latent du cancer, comme dans quelques faits que nous avons cités, examiner l'estomac de tous les cachectiques. Ce serait en définitive le seul moyen de découvrir le cancer, même quand il se cache sous les dehors d'une maladie toute différente.

Enfin, il est une dernière cause d'erreur : c'est lorsque le cancer, par propagation ou généralisation, détermine des lésions secondaires qui se manifestent aussitôt par des symptômes très-accusés, absorbent l'attention du médecin, et lui font méconnaître la lésion primitive. Tels sont les faits que nous avons rapportés, de lymphangite pulmonaire cancéreuse, de cancer du péricarde suivi de péricardite, de cancer du foie, du pancréas, de l'intestin ; enfin les faits de cancers généralisés dans lesquels on avait tout diagnostiqué, sauf le cancer, qui est toujours, dans ces cas, primitif par rapport aux autres suivant Lebert, le cancer de l'estomac. Ici encore nous ne pouvons que signaler ces faits, car il est facile d'en tirer la conclusion qui est toujours la même : rechercher les symptômes propres du cancer (tuméfaction épigastrique ; hématémèse ou quelquefois melœna ; teinte jaune paille) ; toutes les fois qu'on reconnaîtra un cancer dans un organe facile à explorer, le foie par exemple, ou qu'on soupçonnera un cancer des poumons ou du cœur ; mais ici le diagnostic de la complication est souvent encore plus difficile que celui de la lésion primitive. Les cancers du poumon et du cœur n'ont été jusqu'ici que des surprises d'amphithéâtre, et il n'est pas besoin d'insister davantage pour montrer que le problème est souvent insoluble. Tout au plus pourra-t-on, dans quelques cas, être aidé par l'apparition de symptômes caractéristiques, sinon du siége, au moins de la nature de la maladie, par exemple les nodules cancéreux de la peau.

Paris. — A. PARENT, imprimeur de la Faculté de Médecine, rue M.-le-Prince, 29-31.

NOUVELLES PUBLICATIONS DE LA LIBRAIRIE V. ADRIEN DELAHAYE ET Cie

Leçons de clinique médicale, faites à l'hôpital de la Charité, par le docteur JACCOUD. 1 fort vol. in-8 de 878 pages, avec 29 figures et 11 planches en chromolithographie, 3e édition, avec un joli cartonnage en toile........................ 16 fr.

Leçons de clinique médicale, faites à l'hôpital Lariboisière par le docteur JACCOUD. 2e édit. 1 vol. in-8 accompagné de 10 planches en chromolith. Cartonné. 16 fr.

Traité d'anatomie descriptive, avec figures intercalées dans le texte, par PH.-C. SAPPEY, professeur d'anatomie à la Faculté de médecine de Paris, etc. 3e édition entièrement refondue, 4 vol. in-8. 1876-1877.................. 48 fr.
Cartonné.. 52 fr.
Quelques exemplaires sur papier velin.............................. 60 fr.

Leçons sur les maladies du système nerveux, faites à la Salpêtrière par le professeur CHARCOT, recueillies et publiées par le Dr BOURNEVILLE. 2e édition revue et augmentée. Tome Ier, 1 vol. in-8, avec 9 planches en chromolithographie, une eau forte et 27 figures intercalées dans le texte.................. 12 fr. »
Cartonné.. 13 fr. »
Tome II, 1er fascicule : ANOMALIE DE L'ATAXIE LOCOMOTRICE ; 2e fascicule : DE LA COMPRESSION LENTE DE LA MOELLE ÉPINIÈRE. 1 vol. in-8, avec 2 planches. Prix de chaque fascicule.. 2 fr. »
3e fascicule : DES AMYOTROPHIES. In-8, avec figures et planches......... 4 fr. »

Leçons de clinique obstétricale, professées à l'hôpital des Cliniques, par le Dr DEPAUL, professeur de clinique d'accouchements à la Faculté de médecine de Paris, membre de l'Académie de médecine, rédigées par M. le Dr DE SOYRE, chef de clinique, revues par le professeur. 1 vol. in-8, avec figures intercalées dans le texte.. 16 fr. »

Clinique médicale, par le Dr GUENEAU DE MUSSY, médecin de l'Hôtel-Dieu, membre de l'Académie de médecine, etc. 2 vol. in-8...................... 24 fr. »

De l'urine et de ses altérations physiologiques, étudiées au point de vue de la chimie physiologique et de ses applications au diagnostic et au traitement des maladies générales et locales, leçons professées à University college de Londres, par le Dr G. HARLEY. Traduit de l'anglais par le Dr HAYN. 1 vol. in-12, avec 35 figures intercalées dans le texte.................................. 6 fr. »

Traité pratique des maladies du larynx, précédé d'un Traité complet de laryngoscopie, par le Dr CH. FAUVEL, ancien interne des hôpitaux de Paris. 1 vol. in 8, avec 144 figures dans le texte et 20 planches, dont 7 en chromolithographie. Broché.. 20 fr. »
Cartonné.. 21 fr. »

De la structure des racines des nerfs spinaux et du tissu nerveux dans les organes centraux de l'homme et de quelques animaux supérieurs, par le Dr ROUDANOWSKI. 1 vol. in-8, avec atlas in-4 de 8 planches, contenant 70 photographies.. 30 fr. »

Leçons de clinique chirurgicale, professées à l'hôpital des Cliniques, par LÉON LABBÉ, chirurgien de l'hôpital de la Pitié, professeur agrégé à la Faculté de médecine de Paris, etc., recueillies, rédigées et publiées par EMMANUEL BOURDON, interne des hôpitaux, revues par le professeur. 1 vol. in-8, avec 1 planche Broché.. 12 fr. »
Cartonné.. 13 fr. »

Recherches cliniques et thérapeutiques sur l'épilepsie et l'hystérie, compte-rendu des observations recueillies à la Salpêtrière, de 1872 à 1876, par le Dr BOURNEVILLE, ancien interne des hôpitaux de Paris. 1 vol. in 8, avec 3 planches.. 4 fr. »

Le diabète sucré et son traitement diététique, par A. CANTANI, professeur et directeur de clinique médicale à l'Université royale de Naples. Ouvrage traduit et annoté par le Dr H. CHARVET. 1 vol. in-8, avec 3 planches. Broché...... 8 fr. »

Traité clinique des maladies de l'utérus, par J.-N. DEMARQUAY, chirurgien de la Maison municipale de santé, etc., et SAINT-VEL, lauréat de l'Académie de médecine, etc. 1 vol. in-8, avec figures dans le texte. Broché........... 10 fr. »
Cartonné.. 11 fr. »

Maladies chirurgicales du pénis, par J.-N. DEMARQUAY, chirurgien de la Maison municipale de santé, membre de l'Académie de médecine. Ouvrage publié par les docteurs G. VŒLKER et J. CYR. 1 vol. in-8, avec figures dans le texte et 4 planches en chromolithographie. Broché.............................. 11 fr. »
Cartonné.. 12 fr. »

Leçons sur les kératites, précédées d'une étude sur la circulation, l'innervation et la nutrition de l'œil et de l'exposé des divers moyens de traitement employés contre les ophthalmies en général, professées par F. PANAS, chirurgien de l'hôpital de Lariboisière, professeur agrégé de la Faculté de médecine de Paris, chargé du cours complémentaire d'ophthalmologie, rédigées et publiées par B. BUZOT, interne des hôpitaux, revues par le professeur. 1 vol. in-8, avec figures dans le texte. 4 fr. »

Paris.— A. PARENT, imprimeur de la Faculté de Médecine, rue M.-le-Prince, 29-31

Paris.— A. PARENT, imprimeur de la Faculté de Médecine, rue M.-le-Prince, 29-31

www.ingramcontent.com/pod-product-compliance
Ingram Content Group UK Ltd.
Pitfield, Milton Keynes, MK11 3LW, UK
UKHW020921180726
13838UKWH00002B/674

9 782329 120607